Külz

Dem inneren Drachen mit Achtsamkeit begegnen

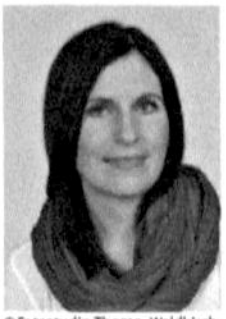
©Fotostudio Thoma, Waldkirch

Dr. Anne Katrin Külz ist Diplom-Psychologin und Psychologische Psychotherapeutin mit dem Schwerpunkt »Verhaltenstherapie und achtsamkeitsbasierte Ansätze«. Sie führt eine eigene psychotherapeutische Praxis in Freiburg und leitete von 2008 bis 2017 die Forschungsgruppe Psychotherapie von Zwangsstörungen an der Klinik für Psychiatrie des Universitätsklinikums in Freiburg. Als Lehrbeauftragte und Supervisorin ist sie an Aus- und Weiterbildungsinstituten für Psychotherapie tätig.

Anne Katrin Külz

Dem inneren Drachen mit Achtsamkeit begegnen

Selbsthilfe bei Zwängen

Mit Online-Material

2., überarbeitete Auflage

BELTZ

Dr. Anne Katrin Külz
Praxis für Psychotherapie und Supervision
Rathausgasse 15
79098 Freiburg
E-Mail: praxis.dr.kuelz@gmx.de

MIX
Papier | Fördert gute Waldnutzung
FSC® C089473

Dieses Buch ist erhältlich als:
ISBN 978-3-621-28968-9 Print
ISBN 978-3-621-28969-6 E-Book (EPUB)
ISBN 978-3-621-29053-1 E-Book (PDF)

2., überarbeitete Auflage 2023

Lektorat: Sandra Schönfelder
Umschlagbild: ClarkandCompany/Getty Images
Illustrator: Boris Braun, Hamburg
Herstellung: Sonja Droste
Satz: WMTP Wendt-Media Text-Processing GmbH, Birkenau
Gesamtherstellung: Beltz Grafische Betriebe, Bad Langensalza
Beltz Grafische Betriebe ist ein Unternehmen mit finanziellem Klimabeitrag (ID 15985-2104-1001).
Printed in Germany

Weitere Informationen zu unseren Autor:innen und Titeln finden Sie unter: www.beltz.de

Inhaltsübersicht

Anhang

Inhalt

Anhang

Vorwort zur 2. Auflage

Vier Jahre nach Erscheinen der ersten Auflage ist das Interesse an achtsamkeitsbasierten Ansätzen in der Psychotherapie und Selbsthilfe bei Zwangserkrankungen ungebrochen. Ich danke allen Menschen mit Zwängen, die mir in Seminaren, Vorträgen und E-Mails positive und ermutigende Rückmeldungen zu diesem Buch gegeben haben. In die zweite Auflage sind einige Anregungen von Betroffenen eingeflossen und bewährte Ansätze werden an einigen Stellen noch etwas ausführlicher behandelt. Außerdem wurde der neuste Stand der Forschung zu Achtsamkeit bei Zwangsstörungen berücksichtigt. So hat beispielsweise die Achtsamkeitsbasierte kognitive Therapie (MBCT) aufgrund erster Studien mittlerweile Eingang in die nationalen S3-Leitlinien zur Behandlung von Zwängen gefunden.

Allen Leserinnen und Lesern wünsche ich viel Freude und Erfolg beim Entdecken neuer Perspektiven und Bewältigen von Zwängen durch den Schatz der Achtsamkeit. Über weitere Anregungen freue ich mich.

Freiburg, im Frühjahr 2023 *Anne Katrin Külz*

Einleitung

Warum Achtsamkeit bei Zwangssymptomen?

Wir alle haben unsere inneren »Drachen«: schwierige Gedanken, Gefühle und Impulse, die wir lieber nicht erleben würden. Bei manchen Menschen äußern sich diese unliebsamen Begleiter etwa in Form von Selbsthass, destruktiven Gedanken oder lähmenden Gefühlszuständen. Bei manchen Menschen zeigen sich diese Drachen als Zwänge.

Wer selbst unter Zwängen leidet, weiß das: Zwänge sind nicht nur relativ zeitaufwendig, sondern rauben auch viel Lebensqualität. Der Zwang engt die Aufmerksamkeit auf bestimmte »Gefahrenreize«, Unsicherheiten und aufdringliche Gedanken ein, sodass es schwerfällt, den Augenblick in seiner ganzen Fülle zu erleben. Das bedeutet eine große Einschränkung, da wir unser Leben nur im Hier und Jetzt genießen und gestalten können. Darüber hinaus verurteilen sich Menschen mit Zwängen nicht selten für ihre unangenehmen Gedanken, obwohl sie keine Schuld daran tragen.

Achtsamkeit als eine offene, vorurteilsfreie Einstellung gegenüber den gegenwärtigen Sinneserfahrungen, Gefühlen und Gedanken stellt einen Gegenpol zu der verzerrten, oftmals einengenden und abwertenden Welt des Zwangs dar. Was bedeutet das für die Bewältigung von Zwängen?

Im Umgang mit Zwängen hat sich die kognitive Verhaltenstherapie mit Exposition in einer Reihe von Studien als Methode der Wahl bewährt. Dieses Verfahren zielt darauf ab, mit therapeutischer Unterstützung schwierige Zwangssituationen aufzusuchen ohne die Zwangsrituale auszuführen, und hilfreiche Einstellungen gegenüber den Zwangsinhalten zu entwickeln. Aber auch wenn es sich um die bislang wirksamste Therapieform handelt, profitieren bislang nur etwa zwei Drittel der Betroffenen von dieser Methode. Es erscheint also sinnvoll, nach Ansätzen Ausschau zu halten, welche die Expositionsbehandlung ergänzen oder vertiefen können.

Nach meiner therapeutischen Erfahrung kann das Einüben von Achtsamkeit oft die Bewältigung der Zwangssymptome erleichtern und den Alltag bereichern. Dabei ist es mir wichtig, die Achtsamkeitsübungen nicht in Gegnerschaft zur herkömmlichen Expositionstherapie zu sehen. Vielmehr ist eine achtsame Grundhaltung eine Art Energiequelle, die Mut macht, sich auch in schwierige Situationen zu begeben – ganz so, wie wenn ich eine herausfordernde Expedition mit einem guten Freund angehe, der mir Sicherheit und Zuversicht schenkt.

Wann macht Selbsthilfe bei Zwängen Sinn?

Womöglich fragen Sie sich, ob die Lektüre des Buches zum aktuellen Zeitpunkt das Richtige für Sie ist, oder ob Sie besser nach anderen Unterstützungsmöglichkeiten Ausschau halten sollten.

In bestimmte Situationen oder Phasen der Erkrankung kann die Lektüre von Selbsthilfeliteratur bei Zwängen hilfreich sein. Dazu zählt beispielsweise:

- Ich habe bereits eine Psychotherapie mit Expositionsübungen gemacht und möchte meine Kenntnisse auffrischen oder vertiefen.
- Die Zwänge sind so leicht ausgeprägt, dass ich meinen Alltag noch gut bewältigen kann. Dennoch möchte ich etwas dagegen unternehmen.
- Ich habe mich für eine ambulante oder stationäre Psychotherapie angemeldet, und möchte die Wartezeit auf einen freien Platz damit nutzen, mich schon über Zwänge und Umgangsmöglichkeiten zu informieren.

Das vorliegende Buch möchte dazu einladen, dem Zwang mithilfe des Achtsamkeitsprinzips auf hilfreiche Weise im Alltag zu begegnen. Dabei hat es sich bewährt, die vorgeschlagenen Übungen tatsächlich auch mehrere Male auszuprobieren, um mit ihnen vertraut zu werden und den Nutzen für die eigene Situation einschätzen zu können. Es ist gut möglich, dass Sie sich von einigen Übungen sehr angesprochen fühlen, während Sie mit anderen »nicht warm werden«. Tatsächlich nutzen die Übungsbeispiele ganz unterschiedliche Zugangswege zu den Zwangssymptomen und mögen für verschiedene Menschen unterschiedlich hilfreich sein. Auch kann es sein, dass Sie einzelne Übungen lieber mit therapeutischer Unterstützung aufgreifen oder vertiefen möchten.

Neben allgemeinen, bewährten Achtsamkeitsübungen enthält das Buch auch Anregungen aus unserem Gruppenprogramm für Patienten mit Zwängen. Dabei handelt es sich um einen Kurs in achtsamkeitsbasierter kognitiver Therapie (»Mindfulness Based Cognitive Therapy«, MBCT) nach Mark Williams, Zindel Segal und John Teasdale. Zusammen mit meiner Freundin und Kollegin Nina Rose habe ich das Programm für Menschen mit Zwängen angepasst. Es eignet sich besonders für Betroffene, die bislang nicht deutlich von kognitiver Verhaltenstherapie profitiert haben. Außerdem finden Sie in diesem Buch auch Interventionen aus der Akzeptanz- und Commitmenttherapie (ACT) nach Steven Hayes. Dieser Therapieansatz hat sich in ersten Studien bei Zwängen als effektiv gezeigt und verbindet achtsamkeitsbasierte Elemente mit verhaltensorientierten Strategien. In den neuen S3-Leitlinien für Zwangserkrankungen werden ACT sowie auch erstmals MBCT als mögliche Behandlungsoptionen aufgeführt, insbesondere wenn die klassische Verhaltenstherapie nicht die gewünschten Erfolge bringt. Schließlich stelle ich an einigen Stellen auch bewährte *klassische* Techniken der kognitiven Verhaltenstherapie vor. Zu Beginn des Buches möchte ich zunächst mit dem »Zwangsdrachen« vertraut machen und eine Einführung in Zwänge und ihre wichtigsten Merkmale geben.

1 Ein fauchender Drache im Gepäck: Zwänge und ihre Eigenschaften

1.1 Woran erkenne ich Zwänge?

Beispiel

Theresa hasste den Feierabend. Seit etwa einem halben Jahr arbeitete ihre Kollegin nur bis 13 Uhr, und sie musste alleine das Büro verlassen. In guter Verfassung benötigte sie dafür eine Dreiviertelstunde; nicht selten verstrich jedoch die doppelte Zeitspanne, ehe sie sich auf den Heimweg machen konnte. Zu groß war die Angst, Wasserkocher, Fenster, PC oder Deckenlampen nicht hinreichend kontrolliert zu haben. Bereits sechsmal war Theresa sogar von zu Hause zurückgefahren, um sichergehen zu können, dass sie wirklich alles ordnungsgemäß erledigt hatte. Manchmal kam sie sich vor, als hätte sie den Verstand verloren, wenn sie minutenlang auf den Knopf der Kaffeemaschine starrte, oder gewaltsam am Fenstergriff rüttelte, weil sie ihren Augen nicht trauen konnte. Aber das war es nicht: Ihr Verstand wusste sehr wohl, dass die Maschine ausgeschaltet und das Fenster geschlossen war. Dennoch gelang es ihr nicht, dem Kontrollimpuls Widerstand zu leisten. Immer wieder drängten sich ihr innere Bilder ausgeraubter Büroräume oder gar eines brennenden Gebäudes und sterbender Menschen in den Kopf, deren Tod sie in ihrer Fantasie durch eigene Nachlässigkeit zu verantworten hatte.

Felix hatte zwar keine Schwierigkeiten im Umgang mit Elektrogeräten und Fenstern. Er fühlte sich jedoch innerlich dazu getrieben, alle Gegenstände an einem Ort zu zählen. Ergab sich eine Zahl, die durch vier teilbar war, musste er innerlich eine Formel aufsagen, die zum Ausdruck brachte, dass er seine Eltern und Schwester liebte. Andernfalls, so seine Befürchtung, würde diesen Verwandten ein Unglück zustoßen. Gelegentlich fühlte er sich von seinem Zählritual so in Anspruch genommen, dass er sich kaum mehr auf etwas anderes konzentrieren konnte. Dennoch war er sich manchmal nicht sicher, ob er in Gedanken abgeschweift war und sich verzählt hatte. Er musste daher sooft nachzählen, bis er ein Gefühl der Sicherheit empfand. Kürzlich hatte er deswegen nach einem Arzttermin fast 20 Minuten unter einem Vorwand mit dem Mantel in der Hand im Wartezimmer verharrt und schließlich seinen Zug verpasst.

Zwänge gezielt untersuchen. Um dem Zwangsdrachen effektiv begegnen zu können, ist es zunächst sinnvoll, ihn von allen Seiten genauer unter die Lupe zu nehmen. Wenn Sie mit Zwängen und ihren Eigenschaften schon sehr vertraut sind, können Sie die folgenden Seiten auch überspringen. Möglicherweise entdecken Sie jedoch auch noch wichtige Informationen.

1.2 Aufdringliche Gedanken und Rituale sind normal

Die meisten Menschen kennen das: Befürchtungen, die durch den Kopf spuken, auch wenn wir im Grunde wissen, dass die Ängste übertrieben, möglicherweise sogar absurd sind. Einigen von uns sind solche unrealistischen Gedanken aus der Kindheit vertraut. Sie äußern sich wie warnende Stimmen im Kopf:

- »Tritt nicht auf Bodenritzen, sonst passiert etwas Schlimmes!«
- »Sieh dich nicht um, wenn du die Kellertreppe hochsteigst, sonst lockst du ein Monster aus dem Dunkeln!«

Magisches Denken. Nicht selten tauchen derartige Gedanken auch im Erwachsenenalter noch auf: Manche Menschen kennen den Anspruch, am Tag eines Bewerbungsgesprächs ein ganz bestimmtes Kleid anziehen oder einen Talisman unter dem Hemd tragen zu müssen, um einen Misserfolg zu verhindern. Mit Abstand betrachtet können wir häufig erkennen, dass diese Gedanken nicht sehr realistisch sind. In der Regel schränken derartige Vorstellungen – auch »magisches Denken« genannt – den Alltag jedoch nicht wesentlich ein. Sie sind wie kleine Versuche, das Leben in wichtigen Situationen eine Spur kontrollierbarer zu machen. Wir können uns mit einem Augenzwinkern dabei zusehen.

Wichtig

Fast alle Menschen haben täglich absurde, sinnlose, aufdringliche oder gelegentlich gewaltsame Gedanken, die durch ihren Kopf spuken.

Ähnlich verhält es sich mit harmlosen Ritualen: Wir inspizieren vielleicht vor einer Urlaubsreise genauer als nötig die Kerzen am Adventskranz oder rekonstruieren in Gedanken auf der Fahrt einige Male, ob wir das Badezimmerfenster tatsächlich geschlossen haben. Möglicherweise zählen wir während des Zähneputzens immer bis zu einer bestimmten Zahl, weil das ein sicheres Gefühl hinterlässt.

Bei manchen Menschen prägen diese aufdringlichen Gedanken und Rituale den Alltag jedoch massiv, weil sie ständig im Kopf herumspuken oder viel Zeit in Anspruch nehmen. Wie Theresa und Felix fühlen sich etwa *2 Prozent aller Menschen* im Laufe ihres Lebens durch übertriebene oder gar absurde Vorstellungen und Verhaltensweisen im Alltag deutlich beeinträchtigt. Sie leiden unter einer Zwangserkrankung.

Bei näherem Hinsehen empfinden sie diese Befürchtungen in ihrem Kopf selbst als unangemessen. Dennoch lösen die Gedanken eine so starke Anspannung aus, dass die Betroffenen sich zu ganz bestimmten Verhaltensweisen getrieben fühlen, um Sicherheit zu gewinnen.

Wichtig

Beruhigende Verhaltensweisen als Reaktion auf Zwangsgedanken bezeichnet man als Zwangsrituale. Das sind systematische, oft stereotype Handlungsabfolgen, die zumeist immer wieder in der gleichen Weise ablaufen.

In Theresas Fall äußerte sich das beispielsweise, indem sie innerlich langsam bis zehn zählen musste, ehe sie den Blick von der Kaffeemaschine wenden durfte. Hatte sie sich dann zur Tür gedreht, musste sie noch genau dreimal einen Blick über ihre Schulter werfen und leise »aus-aus-aus« wiederholen, ehe sie die Küche verlassen durfte.

Manchmal pressen die Zwänge auch den ganzen Tagesablauf in ein enges Korsett aus Ritualen oder engen den Handlungsspielraum stark ein.

Beispiel

Martin hatte unerträgliche Ängste vor einer HIV-Infektion. Auch wenn er sich vielfach bei der Aidsberatungsstelle über tatsächliche Übertragungswege informiert hatte, fürchtete er, andere Menschen durch zufällig »aufgeschnappte« Virenreste an seinen Kleidungsstücken zu infizieren. Bereits nach kleinen Besorgungen in der Stadt musste er sich an der Wohnungstür bis auf die Unterwäsche entkleiden und alle Kleidungsstücke ausführlich ausschütteln. Danach trug er sie entlang eines bestimmten Weges in der Wohnung, seiner »Dreckschleuse«, zur Waschmaschine. Nach einem halbstündigen Händewaschritual durfte er sich neu einkleiden und die »halb kontaminierten« Bereiche seiner Wohnung, das Wohn- und Esszimmer wieder betreten. Das Schlafzimmer durfte er jedoch erst am Abend benutzen, nachdem er zuvor etwa zwei Stunden geduscht hatte. Martin konnte schon seit mehreren Jahren seiner Tätigkeit als Bankbeamter nicht mehr nachgehen. Lange Zeit hatte er versucht, seine Erkrankung zu verheimlichen. Schließlich hatte er jedoch sein Arbeitspensum nicht mehr erfüllen können, da er sich alle zehn Minuten zu aufwendigen Händewaschritualen in der Toilette gezwungen sah.

1.3 Kennzeichen einer Zwangserkrankung

Definition

An die Diagnose Zwangsstörung ist zu denken, wenn der Alltag von den Befürchtungen und Ritualen beeinträchtigt ist. Es gelingt nicht mehr, soziale Kontakte zu pflegen, dem Beruf in gewohnter Weise nachzugehen oder Zeit für Hobbys und Entspannung zu haben.

Kriterien. Das Diagnostische und Statistische Manual psychischer Störungen (kurz: DSM), das zur Einordnung psychischer Erkrankungen dient und mittlerweile in fünfter Auflage vorliegt (DSM-5), sieht die Symptome Alltagsbeeinträchtigung oder Leidensdruck als wichtige Kriterien für das Vorliegen einer Zwangsstörung an.

Als drittes Kriterium ist der tägliche Zeitaufwand für die Rituale und Befürchtungen von Bedeutung: Nach DSM-5 sollte die Diagnose einer Zwangsstörung auch in Erwägung gezogen werden, wenn Zwangsgedanken und -handlungen mehr als eine Stunde pro Tag für sich beanspruchen.

Der Drache als Symbol für Zwang. Ein Patient stellte seinen Zwang einmal als fauchenden Drachen dar, der ihn um ein Vielfaches überragte und mit seinen scharfen Krallen stets im Griff behielt. Zwänge können sich tatsächlich wie tyrannische Drachen gebaren, indem sie im Denken und Handeln der Betroffenen ein strenges Regiment führen. Um genauer zu verstehen, auf welche Weise sie

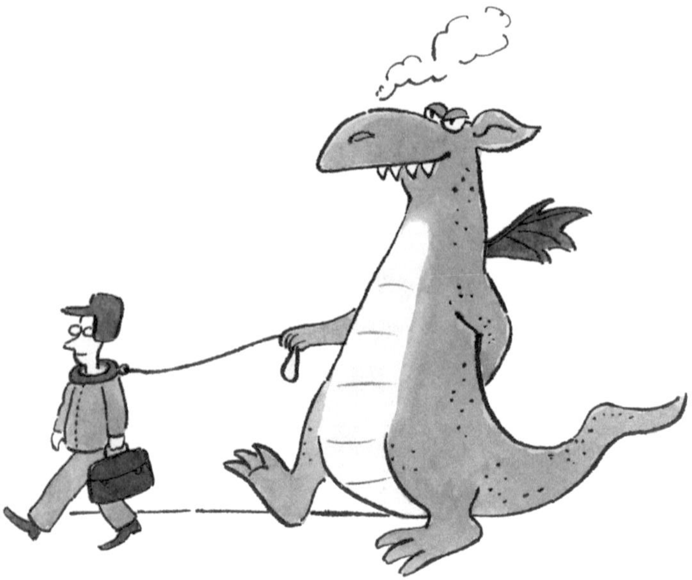

Abbildung 1 Der Drache als Symbol für Zwang

ihr Unwesen treiben, lohnt es sich, Zwangsgedanken und -handlungen einmal näher unter die Lupe zu nehmen.

1.4 Merkmale von Zwangsgedanken

Formen des Zwangs. Zwangsgedanken können in Form von Vorstellungen, Ideen, Bildern oder Impulsen auftreten, die sich gegen den eigenen Willen in den Kopf drängen und starke Angst oder Unbehagen auslösen.

Nach der von der Weltgesundheitsorganisation verabschiedeten internationalen Klassifikation von Krankheiten, genannt ICD-11, müssen sich diese Gedanken nicht nur immer wiederholen, sondern auch als unangenehm erlebt werden. Schwärmerische Gedanken an eine andere Person im Zustand der Verliebtheit wären somit keine Zwangsgedanken, auch wenn sie den ganzen Alltag durchdringen können.

Betroffene versuchen oft verzweifelt gegen die Zwangsgedanken Widerstand zu leisten, indem sie sie beispielsweise zu unterdrücken oder zu verdrängen versuchen. Leider bleibt der Erfolg jedoch in der Regel aus: Wie wir noch sehen werden, haben Gedanken die vertrackte Eigenschaft, dass sie sich umso hartnäckiger aufdrängen können, je mehr wir sie zu bekämpfen versuchen. Doch mehr dazu später.

Gegensatz zur Psychose. Nicht wenige Menschen haben die Befürchtung, möglicherweise »verrückt« zu sein, weil sich absurde oder schreckliche Zwangsgedanken in ihrem Kopf eingenistet haben. Im Gegensatz zu vielen Menschen mit Psychose erleben sie die Gedanken jedoch immer als Teil der eigenen Person und nicht von außen eingegeben. Anders als Menschen mit Psychosen wissen die meisten Betroffenen in der Regel auch, dass ihre Befürchtungen zumindest übertrieben oder unwahrscheinlich sind.

Allerdings kann es phasenweise schwerfallen, innerlich Abstand zu den Befürchtungen zu entwickeln, insbesondere wenn die Zwangsgedanken schon lange anhalten.

Beispiel

Auch **Martin** war sich nicht immer ganz sicher, ob seine Ängste an HIV zu erkranken übertrieben waren, oder ob nicht alle Menschen in seinem Umfeld zu nachlässig mit dem Thema umgingen. Er hatte sich zu sehr an seine Vorsichtsmaßnahmen gewöhnt.

Im Folgenden finden sich einige typische Arten von Zwangsgedanken und Beispiele von Befürchtungen, die Betroffene berichten:

- Verschmutzung: »Ich bin verunreinigt, weil ich den Türgriff angefasst habe.«
- Infektion: »Der Hund hat mich sicher mit Fuchsbandwurmeiern angesteckt.«

- körperliche Gewalt: »Ich werde meine Mutter mit dem Messer erstechen.«
- zufälliges Unglück: »Ich habe beim Ausparken ein Kind angefahren.«
- Sexualität: »Ich werde mich an der Freundin meiner Tochter vergehen.«
- magisches Denken: »Wenn ich den Satz nicht wiederhole, passiert etwas Schlimmes.«
- Religion: »Gott ist ein mieses Schwein.«
- unangepasstes Verhalten: »Bei der Festrede werde ich Schimpfwörter ausstoßen.«
- Ordnung und Symmetrie: »Die Dinge auf dem Schreibtisch müssen alle gerade liegen.«

Es ist gut nachvollziehbar, dass solche Gedanken nicht nur lästig, sondern auch ausgesprochen unangenehm sein können. Da wir als Menschen in den meisten Situationen die Erfahrung gemacht haben, dass wir unliebsame Zustände beenden, indem wir aktiv werden, entwickeln sich aus solchen Gedanken leicht Zwangshandlungen.

1.5 Wie äußern sich Zwangshandlungen?

Definition

Zwangshandlungen sind nach ICD-11 stereotype, wiederholte Verhaltensweisen, zu denen sich Menschen aufgrund von Zwangsgedanken oder strengen Regeln gezwungen fühlen.

Im Allgemeinen dienen sie dazu, Anspannung zu reduzieren und Sicherheit zu erreichen. Dabei kann es sich um sichtbares Verhalten wie etwa Waschen, Kontrollieren oder Ordnen handeln.

Zwangshandlungen als geistige Rituale. Zwangshandlungen können von außen oft unbemerkt bleiben. So können sie sich etwa in inneren Zählritualen, Bildern, Wörtern oder ganzen Sätzen äußern, die Menschen innerlich heraufbeschwören, um ihre Anspannung zu reduzieren.

Beispiel

Elena wandte jedes Mal eine innere Zwangshandlung an, wenn sie von den Zwangsgedanken bedrängt wurde, ihre kleine Tochter fallen zu lassen: Sie wiederholte sooft in Gedanken den Taufspruch ihrer Tochter (»Er hat seinen Engeln befohlen, dass sie dich begleiten auf allen deinen Wegen«), bis ihre gewaltsamen Zwangsgedanken dahinter zu verblassen schienen.

Manchmal spricht man auch davon, dass Zwangsbefürchtungen »neutralisiert« werden. Ein **Patient** von mir berichtete zum Beispiel, dass er mit der formelhaften Wiederholung seiner sexuellen Vorlieben im Geiste (»Ich liebe erwachsene Frauen – ich liebe erwachsene Frauen – ich liebe erwachsene Frauen«) einen inneren Gegenpol zu seinen pädophilen Zwangsvorstellungen herzustellen versuchte.

Zwangshandlungen können ganz unterschiedliche Formen annehmen. Häufige Zwangshandlungen sind:

- kontrollieren und überprüfen (z. B. Elektrogeräte, Fenster und Türen, Post, E-Mails, den Inhalt der eigenen Tasche, Zettel auf der Straße etc.)
- waschen und reinigen (z. B. Hände oder den ganzen Körper, die Wäsche, die Wohnung oder Teile daraus)
- zählen (z. B. Gegenstände im Raum, Straßenpfeiler etc.)
- wiederholen (z. B. Routinetätigkeiten, wie das Verlassen eines Raumes)
- ordnen und sortieren (z. B. Haushaltsgegenstände, persönliche Gegenstände)

Wichtig

Die übergeordnete Funktion von Zwangshandlungen liegt in der *Beendigung unangenehmer Gefühle.*

Im Einzelnen können jedoch ganz unterschiedliche Funktionen vorliegen: Viele Patientinnen und Patienten wollen mit den Ritualen bestimmten Gefahren entgegenwirken, die ihnen die Zwangsgedanken zuflüstern, so wie im Beispiel der Befürchtung, sich mit HIV zu infizieren. Manchmal ist hingegen die Angst vor der Angst die größte Schwierigkeit: Die Vorstellung, nach einer »gefährlichen« Situation wochenlang von unerträglichen Ängsten gequält zu werden oder sich in immer exzessivere Rituale zu verstricken, verleitet oft dazu, eine aktuelle Befürchtung unmittelbar durch ein Zwangsritual zu entschärfen.

Das Unvollständigkeitserleben. Bei anderen Menschen spielt die Angst vor negativen Folgen für das Ausführen von Zwangshandlungen keine große Rolle. Ein großer Teil der Betroffenen hat das starke Gefühl, dass ihre Handlungen nicht »genau richtig« abgelaufen sind und unabgeschlossen bleiben, wenn sie dem Zwangsimpuls nicht nachgeben. Man spricht auch von »*Unvollständigkeitserleben*«. Dieses Gefühl kann sehr unangenehm sein. Manche Betroffene empfinden es sogar, als sei alles um sie herum unwirklich, oder als wären sie »wie in Watte gepackt«, solange sie ihr Zwangsritual nicht beendet haben.

Beispiel

Ralph etwa musste alle Gegenstände in seiner Wohnung immer im rechten Winkel zueinander anordnen. Dabei fürchtete er gar nicht, dass irgendetwas passierte, wenn ein Gegenstand schräg lag. Es fühlte sich nur einfach so schrecklich falsch an, dass er den Anblick nicht ertragen konnte.

Tabea litt unter ähnlichen Kontrollzwängen wie Theresa im bereits genannten Beispiel. Auch sie musste beim Verlassen der Wohnung alle Lichtschalter und Elektrogeräte überprüfen. Anders als Theresa hatte sie jedoch keine konkreten Befürchtungen; stattdessen verspürte sie ein kaum erträgliches Unbehagen, wenn sie auf ihre Kontrollgänge verzichtete. Um sich überhaupt zum Beenden der Zwangshandlungen überwinden zu können, begann sie irgendwann, ihre Kontrollrituale mit einer bestimmten Anzahl von Durchgängen auszuführen.

Falls Sie selbst unter Zwängen leiden, versuchen Sie sich vielleicht einmal an eine Situation aus der letzten Zeit erinnern, in der sie eine Zwangshandlung ausgeführt haben. Lassen Sie die Situation so gut wie möglich nochmals in Ihrem Gedächtnis lebendig werden:

- Können Sie sich erinnern, welche Gefühle dem Zwangsritual vorausgingen?
- Gab es bestimmte Gedanken, die Ihnen vor dem Ritual durch den Kopf gingen?
- Haben Sie auch während der Ausführung des Rituals etwas gespürt?
- Welches Gefühl hat sich nach Beendigung der Zwangshandlung eingestellt?

Ebenso wie Zwangsgedanken werden Zwangshandlungen als zur eigenen Person zugehörig erlebt – auch wenn sie überwiegend als sinnlos oder übertrieben empfunden werden. Grundsätzlich gilt auch hier, dass die Betroffenen versuchen, Widerstand zu leisten. Das kann jedoch stark in den Hintergrund treten, wenn die Zwänge schon lange bestehen und Teil des Alltags geworden sind.

Ein Patient sagte mir einmal, er fühle sich seinen Zwängen ausgeliefert wie eine »Marionette«: Letztlich habe er aufgegeben zu kämpfen und stehe lieber stundenlang in der Dusche, um wenigstens anschließend zur Ruhe zu kommen.

1.6 Was unterscheidet Zwangsgedanken von Zwangshandlungen?

Manchmal ist es anfangs gar nicht leicht, festzustellen, ob man es mit einem Zwangsgedanken oder einer Zwangshandlung zu tun hat. Dabei gibt es einen wichtigen Unterschied, der auch für die Behandlung von Zwängen eine große Rolle spielt:

Wichtig

Zwangsgedanken »poppen« sozusagen *unwillkürlich* im Kopf auf. Wir können sie nicht verhindern und sie lösen ein unangenehmes Gefühl aus – das kann etwa Angst, Anspannung oder starke Unruhe sein.

Wenn man von Zwangsgedanken bedrängt wird, fühlt es sich gelegentlich so an, als würde man gerade an einem schönen Sommermorgen auf der Terrasse sitzen, gemütlich Kuchen essen und plötzlich von einer aufdringlichen Wespe umflogen werden. Oder der Gedanke erscheint so laut und mächtig, dass er wie ein Flugzeug erlebt wird, das im Tiefflug über das Haus donnert.

Wichtig

Zwangshandlungen sind Rituale, die man *absichtlich vollzieht*, um die Anspannung zu reduzieren bzw. um wieder Sicherheit und Ruhe zu erreichen – selbst wenn man diese Verhaltensweisen als übertrieben oder sogar unsinnig erlebt.

Sehr oft fühlen sich diese Handlungen gar nicht beeinflussbar an; tatsächlich kostet der Verzicht auf Zwangshandlungen meistens ungemein viel Kraft. Wie wir noch genauer sehen werden, liegt jedoch im *Widerstand gegenüber Zwangshandlungen* der Spielraum, den wir als Menschen haben.

Verzagen Sie nicht, wenn Ihnen das zunächst unrealistisch erscheint. Wenn Sie die Zwangshandlungen schlichtweg unterlassen könnten, hätten Sie es ja sicher bereits getan. Oftmals ist es zunächst notwendig, sich ausführlicher mit Strategien gegen den Zwang zu beschäftigen oder Unterstützung durch andere Personen zu holen, um sich aus dem Sog der Rituale zu befreien.

Zusammenfassung

- Bei Zwangsgedanken handelt es sich um unkontrollierbare »Ereignisse im Kopf«, die Anspannung (und andere unangenehme Gefühle) auslösen.
- Zwangshandlungen dagegen sind potenziell kontrollierbare offene oder geistige Rituale, die dazu dienen, die Anspannung zu beenden.

2 Leide ich unter einer Zwangserkrankung?

2.1 Anhaltspunkte für das Vorliegen einer Zwangsstörung

Wenn Ihnen beim Lesen viele Merkmale von Zwangsgedanken und -handlungen aus dem eigenen Alltag vertraut erscheinen, Sie jedoch bislang nicht wegen Zwängen in Behandlung sind, könnte eine psychotherapeutische Beratung sinnvoll sein. Die Deutsche Gesellschaft Zwangserkrankungen e. V. (DGZ) hält auf ihrer Homepage (www.zwaenge.de) viele Informationen für Betroffene bereit und bietet auch bei der Suche nach einer guten Behandlungsmöglichkeit Unterstützung an.

Screening-Fragen. Um abschätzen zu können, ob möglicherweise eine Zwangsstörung vorliegt, können Sie sich zunächst die folgenden Screening-Fragen stellen. Sie werden nach dem Namen der Autoren und dem englischen Wort für Zwang (obsessive-compulsive disorder) als sogenanntes *Zohar-Fineberg-Obsessive-Compulsive-Screen* bezeichnet:

- Achte ich bei meinen persönlichen Dingen auf extreme Sauberkeit oder wasche und putze ich sehr viel?
- Kontrolliere oder überprüfe ich sehr viel?
- Habe ich quälende oder beunruhigende Gedanken, die ich gerne loswerden möchte, aber nicht kann?
- Brauche ich für Alltagstätigkeiten sehr lange?
- Mache ich mir Gedanken um Ordnung und Symmetrie?

Falls Sie eine oder mehr Fragen mit »ja« beantwortet haben, könnte das ein Hinweis darauf sein, dass Sie von einer Zwangserkrankung betroffen sind.

2.2 Wer ist von Zwängen betroffen?

Zwangserkrankungen treten in allen Kulturen auf, auch wenn sich ihre Inhalte möglicherweise unterscheiden. Männer und Frauen leiden gleichermaßen unter Zwängen; allerdings sind Männer im Durchschnitt bei Erkrankungsbeginn etwas jünger. Die meisten Menschen erkranken im frühen Erwachsenenalter; viele Betroffene berichten jedoch, bereits in der Kindheit Symptome bemerkt zu haben.

Der lange Weg zur Psychotherapie. Wenn es Ihnen wie Martin geht, haben Sie vielleicht auch über lange Zeit versucht, ohne fremde Unterstützung mit Ihren Befürchtungen und Ritualen zurechtzukommen. Aus neueren Untersuchungen weiß man, dass Betroffene im Schnitt *sieben bis zehn Jahre* benötigen, ehe sie den Weg in eine geeignete psychotherapeutische Behandlung finden.

Ein Hauptgrund dafür mag sein, dass das Berichten von Zwangssymptomen viel Mut erfordert: Wie bereits dargestellt, wissen Menschen mit Zwängen in der Regel, dass ihre Befürchtungen und Rituale unangemessen sind. Es kostet viel Überwindung, Gedanken zu offenbaren, die verrückt oder absurd erscheinen mögen, oder Rituale zu schildern, die man möglicherweise selbst als peinlich und abstrus empfindet.

Manche Zwangsgedanken sind so beängstigend, dass es schwerfallen mag, sie überhaupt auszusprechen.

Beispiel

Elena hatte sich lange auf den Einzug in ihr frisch erbautes Haus gefreut. Die Familie erwartete Nachwuchs und Elena genoss die Vorstellung der eigenen vier Wände. Kurz nach der Geburt der jüngsten Tochter empfand sie jedoch zunehmend Beklemmung, wenn sie den Balkon betrachtete: Angesichts der Zerbrechlichkeit der Kleinen drängte sich ihr immer häufiger die Befürchtung auf, sie könne sie den Balkon hinunterwerfen. Schließlich wusste sie sich nicht mehr anders zu helfen, als den Ehemann zu bitten, die Balkontür mit einem Schloss zu versehen und den Schlüssel zu verstecken. Kurz darauf meldete sich der Zwang auch dann, wenn sie ihre Tochter nur auf dem Arm trug. »Du könntest sie absichtlich auf den Steinboden fallen lassen. Woher weißt du eigentlich, dass du eine gute Mutter bist und deine Tochter wirklich liebst?« raunte er ihr zu. Da Elena die Befürchtungen nicht richtig einordnen konnte, begann sie immer mehr »gefährliche« Situationen zu vermeiden: Sie lief nicht mehr mit ihrer Tochter im Arm durch die Wohnung und stellte den Körperkontakt schließlich fast ganz ein. War es nicht auch möglich, dass sie die zarten Finger des Babys zerdrückte? Konnte sie wirklich sichergehen, dass sie nicht plötzlich der Impuls überkam, das Baby zu schütteln?

2.3 Zwänge kommen oft in Begleitung

Angesichts der Einschränkungen, die Zwänge mit sich bringen, ist es gut nachvollziehbar, dass Zwangserkrankungen oft mit anhaltenden Stimmungstiefs einhergehen. Nicht wenige Menschen mit Zwängen berichten, an alltäglichen Dingen kaum mehr Freude und Interesse zu empfinden, wenig Antrieb zu verspüren und von Hoffnungslosigkeit, Konzentrationsschwierigkeiten oder Minderwertigkeitserleben geplagt zu werden. Manche empfinden auch eine starke innere Unruhe oder fühlen sich im Gegenteil lethargisch und dauerhaft müde.

Wichtig

Kommen mehrere Symptome zusammen, spricht man von einer gleichzeitig auftretenden, d.h. *komorbiden* depressiven Erkrankung.

Etwa jeder dritte Mensch mit Zwängen leidet gleichzeitig unter einer depressiven Störung. Sechs von zehn Menschen mit Zwängen sind im Laufe ihres Lebens von einer depressiven Episode betroffen. Bei einem großen Teil der Betroffenen bessert sich die depressive Stimmung bereits, wenn sie sich wieder Freiraum gegenüber dem Zwang zurückerobern. Manchmal kann zunächst eine psychotherapeutische und / oder medikamentöse Behandlung der Depression sinnvoll sein, um wieder mehr Widerstandskraft gegenüber dem Zwang zu haben.

Der Beginn einer Negativspirale. Manche Menschen leiden neben dem Zwang auch an einer Angststörung, wie etwa einer Panikstörung oder einer sozialen Phobie. Manchmal werden die zwischenmenschlichen Kontakte durch die Zwangssymptome stark eingeschränkt. Das kann beispielsweise geschehen, weil sich die Zwangsgedanken um Kontamination durch andere Menschen drehen, oder weil aufwendige Kontrollrituale das Verlassen des Hauses erschweren. Dieses Verhalten kann dazu führen, dass der Austausch mit anderen Menschen immer ungewohnter und verunsichernder wird. Manchmal entsteht dadurch eine Negativspirale:

Wichtig

Die soziale Unsicherheit und die zwangsbedingte Vermeidung von Kontakten verstärken sich immer mehr gegenseitig, bis es irgendwann zu massivem sozialen Rückzug kommt.

Es ist sehr wichtig, sich in solchen Situationen Hilfe von außen zu holen, auch wenn dieser Schritt anfangs schwerfallen mag. Gelegentlich liegen auch zusätzlich Essstörungen oder eine Abhängigkeit von Alkohol oder anderen Substanzen vor – auch in diesem Fall ist therapeutische Unterstützung von großer Bedeutung.

3 Wie entwickeln sich Zwänge?

3.1 Bausteine für die Entwicklung von Zwängen

Grundsätzlich gibt es keine einzelne Ursache, die für die Entwicklung von Zwangssymptomen zuständig ist. Vielmehr ist ein *Cocktail* aus ganz unterschiedlichen Einflüssen dafür verantwortlich, dass eine Zwangserkrankung entsteht.

Genetische Anfälligkeit. Um auf Belastungen mit Zwangssymptomen zu reagieren, scheint es genetische Merkmale zu geben: Kinder und Zwillingsgeschwister von Patienten mit Zwängen erkranken häufiger als Menschen, die keine Betroffenen im nahen Verwandtenkreis haben.

Wer Angehörige mit Zwängen im nahen Umfeld hat, muss jedoch nicht automatisch auch mit Zwängen kämpfen: Die meisten Familienmitglieder von Betroffenen bleiben gesund, sodass noch weitere »Bausteine« eine Rolle spielen dürften.

Spezielle Persönlichkeitsmerkmale. Ein hohes Verantwortungsbewusstsein, eine perfektionistische Grundhaltung oder ausgeprägte Gewissenhaftigkeit scheinen ein Nährboden zu sein, auf dem Zwänge gut gedeihen – auch wenn diese Eigenschaften in manchen Lebensbereichen hilfreich sein mögen.

Kindheitserfahrungen. Manche Betroffene berichten auch, dass bestimmte Kindheitserfahrungen die Entstehung einer Zwangsstörung begünstigt haben.

Beispiel

So schilderte mir ein Patient, dass sein Vater häufig auf Ehekonflikte mit vielfältigen Ordnungsritualen reagiert hatte, in die auch der Patient verwickelt wurde. Als junger Erwachsener ertappte er sich nun selbst dabei, alle Gegenstände in der Wohnung akribisch zu ordnen, wenn er beruflichen Stress empfand.

Eine andere Patientin wuchs mit einer Tante gemeinsam in einem Haus auf, die recht fordernd Regiment führte. Unter anderem erwartete sie körperliche Nähe durch Berührungen und Küsse, welche die Patientin als eklig empfand. Schon früh machte sie die Erfahrung, dass sie sich durch intensives Händewaschen wieder »rein« fühlte, nachdem ihr die Tante zu nahe gekommen war. Somit diente das Waschen bald als Ersatz für andere Abgrenzungswege, auch gegenüber anderen Menschen.

Manchmal sind es auch allgemeine Erfahrungen von Angst oder Kontrollverlust, die über längere Zeit anhalten. Das kann z. B. die schwere Erkrankung eines Elternteils sein oder Mobbing in der Schule.

Anstrengende Lebensphasen. Häufig lassen sich auch keine konkreten Belastungsfaktoren in der Kindheit ausmachen. Viele Patienten berichten, dass der Zwang sich zum ersten Mal bemerkbar gemacht hatte, als sie in einer allgemein belastenden Lebensphase oder in einer persönlichen Umbruchsituation standen:

- Sie waren zum Beispiel in eine andere Stadt umgezogen,
- hatten ein Kind bekommen oder
- einen anspruchsvollen Job angenommen.

Hinzu kommen problematische **Annahmen über Gedanken**, die wir im Folgenden noch ausführlicher kennenlernen werden. Viele Menschen glauben beispielsweise, ihre Gedanken unter Kontrolle halten zu müssen oder bestimmte Gedanken gar nicht haben zu dürfen. Damit unterstützen sie jedoch den Zwang in seiner Bedeutung, ohne es zu wollen.

Schließlich gibt es bestimmte Merkmale im **Gehirnstoffwechsel**, die vermutlich mit Zwängen einhergehen. Wir werden sie im nächsten Abschnitt etwas näher kennenlernen.

Nährböden für Zwänge. Die folgende Abbildung gibt einen Überblick über die »Nährböden«, auf denen Zwänge gedeihen. Die Ausprägung der einzelnen Bereiche kann von Mensch zu Mensch sehr unterschiedlich sein.

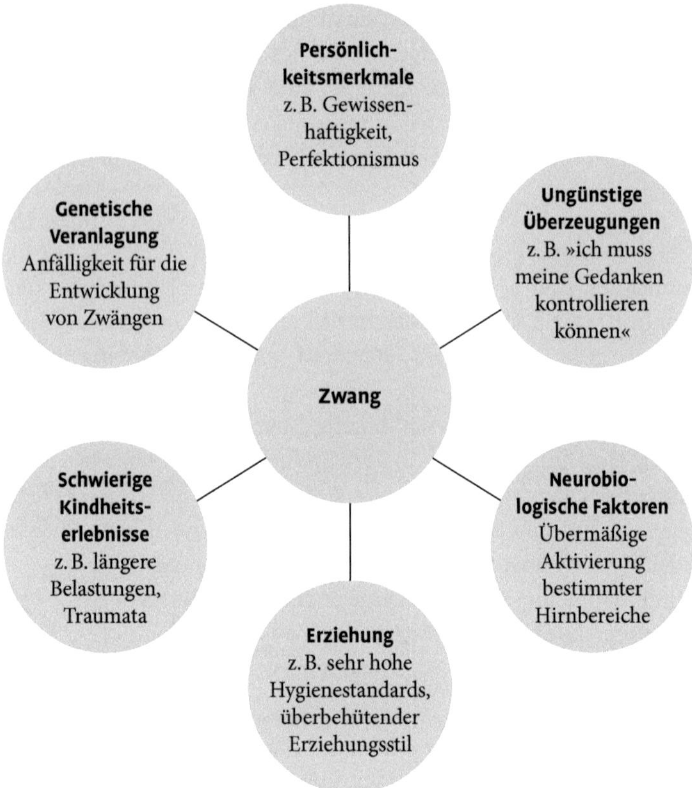
Persönlich-
keitsmerkmale
z. B. Gewissen-
haftigkeit,
Perfektionismus
Genetische
Veranlagung
Anfälligkeit für die
Entwicklung
von Zwängen
Ungünstige
Überzeugungen
z. B. »ich muss
meine Gedanken
kontrollieren
können«
Zwang
Schwierige
Kindheits-
erlebnisse
z. B. längere
Belastungen,
Traumata
Neurobio-
logische Faktoren
Übermäßige
Aktivierung
bestimmter
Hirnbereiche
Erziehung
z. B. sehr hohe
Hygienestandards,
überbehütender
Erziehungsstil

Abbildung 2 Nährböden für Zwänge

3.2 Neurobiologische Ursachen: das »überengagierte« Gehirn

Viele Untersuchungen zur Gehirnaktivität bei Zwangserkrankungen haben gezeigt, dass Zwänge vermutlich mit übermäßiger Durchblutung bestimmter Gehirnbereiche zusammenhängen. Man geht davon aus, dass die Kommunikation zwischen verschiedenen Strukturen im Gehirn aus dem Gleichgewicht geraten ist. Dabei gibt es – neben weiteren Gehirnbereichen – drei »Hauptverdächtige«, die vermutlich eine Rolle spielen:

- das *Frontalhirn*, sowie zwei tiefer liegende Gehirnstrukturen,
- die *Basalganglien* und
- der *Thalamus*

Diese drei Strukturen übernehmen bei uns Menschen u.a. in gemeinsamer Absprache die Aufgabe, Bewegungsabläufe zu planen und umzusetzen. Dabei nutzen sie fortwährend Reize aus der Umgebung, um das Verhalten optimal zu steuern.

Man nimmt an, dass die erregenden Schleifen innerhalb dieses Systems übermäßig aktiv sind: Der Thalamus wird – etwas vereinfacht gesagt – zu stark aktiviert. Dadurch können Umgebungsreize nicht mehr angemessen berücksichtigt werden.

Wichtig

Das System läuft letztlich »heiß« wie ein Karussell, das sich zu schnell dreht.

Es fällt schwerer, sich von aufdringlichen Gedanken oder starren Handlungsketten zu lösen, auch wenn die Anforderungen aus der Umgebung ein anderes Verhalten sinnvoller erscheinen lassen. Faszinierend ist, dass sich diese übermäßige Aktivität sowohl durch Psychotherapie als auch durch medikamentöse Behandlung wieder normalisieren lässt.

Manchen Menschen mit Zwängen hilft dieses neurobiologische Modell, um die eigene Zwangssymptomatik nicht zu persönlich zu nehmen: Zwänge bedeuten weder, dass mit dem eigenen Charakter etwas nicht stimmt, noch, dass in der Lebensgeschichte etwas grundliegend falsch gelaufen sein muss. Ebenso besitzen Menschen mit Zwängen keine geringere Willensstärke als andere Personen. Wer möchte, kann seine Zwänge durchaus als Stoffwechselstörung begreifen, die ganz vielfältige Ursachen haben kann.

Wichtig

Wesentlich ist, dass Zwänge nichts mit der Liebenswürdigkeit, Integrität oder Begabung eines Menschen zu tun haben.

4 Was gibt dem Zwangsdrachen Nahrung?

Warum hat der Zwang eine so starke Macht über viele Menschen? Zumal die Betroffenen mit Abstand betrachtet wissen, dass seine Forderungen unbegründet oder zumindest übertrieben sind? Der folgende Abschnitt beschäftigt sich mit besonderen Eigenheiten des Zwangs, die ihn im Alltag stärken.

4.1 Der Zwang als Aufmerksamkeitsräuber

Das Filtern von Reizen. Im Alltag prasselt eine Vielzahl von Reizen auf uns ein. Dabei ist es gut, dass wir eine Auswahl treffen für diejenigen Dinge, die unser Überleben sichern und unseren Bedürfnissen dienen. So wäre es natürlich fatal, wenn wir uns beim Autofahren nicht auf den Straßenverkehr, sondern auf die Kaugummipackung unseres Beifahrers konzentrieren würden, die unter die Rückbank gefallen ist.

Der Zwang schaltet diesen Mechanismus außer Kraft: Er flüstert uns ein, dass wir uns selbst oder andere Menschen in Gefahr bringen, wenn wir nicht ständig »seine« Themen im Auge behalten. Damit »kidnappt« er unsere Aufmerksamkeit für seine Zwecke.

Beispiel

Ferdinand etwa musste den Boden beim Spazierengehen ständig nach roten Flecken abscannen, da er fürchtete, sich durch Blut mit gefährlichen Krankheiten zu infizieren.

Klara fühlte sich dazu angetrieben, nach offenen Kellerfenstern oder großen Mülleimern Ausschau zu halten, wenn sie unterwegs war: Ihr Zwang redete ihr ein, dass an diesen Orten möglicherweise ein Kind eingesperrt wäre, das sie verantwortungslos übersehen könnte.
Eva konzentrierte sich beim Verlassen des Hauses panisch auf Herd und Wasserkocher, auch wenn die Versorgung der Familie am Morgen bereits viel Energie von ihr forderte.

Nicht selten bleiben tatsächlich wichtige Dinge auf der Strecke, wenn die Aufmerksamkeit vom Zwang gesteuert wird.

Beispiel

Ella litt unter dem Zwangsgedanken, dass ihr obszöne Worte über die Lippen kommen könnten, wenn sie mit anderen Menschen im Gespräch war. Auch wenn dergleichen nie passiert war, musste sie nach der Logik des Zwangs peinlich genau auf jedes ihrer Worte achten und bekam manchmal gar nicht richtig mit, was ihr Gegenüber ihr mitteilen wollte.

Die Brille des Zwangs. Fatalerweise richten wir unsere Aufmerksamkeit nicht nur auf Dinge, weil sie der Zwang für richtig hält, sondern wir halten auch Dinge umgekehrt für wichtig, weil wir unsere Aufmerksamkeit darauf lenken: Je mehr wir uns mit bestimmten Themen oder Gegenständen beschäftigen, desto mehr Raum nehmen sie in unserem Kopf ein, und desto mehr Bedeutung geben wir ihnen. Dadurch wird unser Blick auf die Welt zunehmend eingefärbt. Vielleicht haben wir, ohne es zu merken, die Brille des Zwangs aufgesetzt.

Beispiel

So reagierte **Klara** gereizt, wenn ihr Partner sie bei Spaziergängen in ein Gespräch zu verwickeln versuchte. Sie musste doch ihre Kellerfenster im Auge behalten, um nichts Wichtiges zu übersehen! Die Fenster wurden zu wichtigen Markierungspunkten auf ihren Gehstrecken. Fast fühlte es sich an, als gäben sie ihrem suchenden Auge Halt und Orientierung. Anschließend fiel ihr jedoch regelmäßig auf, dass sie sich durch den einseitigen Aufmerksamkeitsfokus »wie in Trance« gefühlt hatte, als sie die Straße entlanggegangen war.

In dem bekannten »The Invisible Gorilla«-Experiment, das auch als Video im Internet frei zugänglich ist, zeigen Daniel Simons und Christopher Chabris auf sehr anschauliche Weise, wie wir durch Fokussierung der Aufmerksamkeit auf bestimmte Details andere Informationen völlig übersehen können: So nehmen etwa die Hälfte der Zuschauer durch Konzentration auf die Ballwechsel der weiß gekleideten Spieler den Gorilla nicht wahr, der quer durch das Bild läuft. Eine derartige Einengung der Aufmerksamkeit kann zwar sinnvoll sein, wenn wir uns gezielt mit nur einer bestimmten Sache auseinandersetzen möchten. Dagegen ist sie sehr lästig, wenn sie durch den Zwang »diktiert« wird. So kann uns der Zwang wertvolle Aspekte der Erfahrung vorenthalten.

Wir werden noch sehen, wie die Kraft der Achtsamkeit diese einseitige Aufmerksamkeitslenkung verwandeln und auflösen kann.

4.2 Der Zwang als Zerrspiegel eigener Werte

Häufig hat der Zwang eine weitere »Gemeinheit« parat. Er besetzt bedeutungsvolle Lebensbereiche und flüstert uns genau diejenigen Dinge ein, die den eigenen Werten zuwider sind:

Beispiel

- So stellt sich der Vater, der seine neugeborene Tochter über alles liebt, vor, er müsse sie mit einem Kissen ersticken.
- Eine Studentin, die zum ersten Mal sehr verliebt ist, entwickelt den Gedanken, ihren neuen Freund vergiften zu müssen.
- Ein Kinderarzt, der seinen Beruf aus Sympathie für Kinder und dem Wunsch, ihnen zu helfen, gewählt hat, grübelt plötzlich darüber nach, ob er pädophil veranlagt sein könnte.
- Und eine gläubige Kirchgängerin fühlt sich von Befürchtungen verfolgt, gotteslästerliche Dinge zu denken.

Auf den ersten Blick erscheint es widersprüchlich, dass uns genau diejenigen Dinge immer wieder durch den Kopf gehen, die wir am wenigsten tun würden. Tatsächlich sind Menschen mit Zwängen in aller Regel sehr verantwortungsvolle, zuverlässige Zeitgenossen: Die Wahrscheinlichkeit, dass sie ihre Befürchtungen umsetzen, ist nicht größer als bei anderen Menschen ohne Zwänge.

Schaut man sich das Wesen von Gedanken einmal an, wird jedoch leicht klar, warum sich Zwänge hartnäckig diejenigen Inhalte aussuchen, die uns am meisten beunruhigen:

Gedanken verhalten sich nicht wie scheue Vögel, die man durch ein scharfes Geräusch oder eine energische Geste verjagt. Vielmehr tauchen sie umso penetranter auf, je mehr wir sie vertreiben wollen.

Wichtig

Aufdringliche Gedanken in einem bestimmten Bereich bedeuten nicht, dass die Gefahr erhöht ist, hier zu versagen. Sie bedeuten nur, dass uns dieser Bereich besonders wichtig ist.

Ein Mensch, der mit dem christlichen Glauben nichts am Hut hat, wird achselzuckend oder belustigt auf einen wenig ehrfürchtigen Gedanken an Gott reagieren, während eine gläubige Person erschrecken und mit allen Mitteln versuchen wird, den Gedanken aus dem Kopf zu vertreiben. Wahrscheinlich können Sie sich gut vorstellen, dass der Gedanke bei der ersten Person schnell durch irgendein anderes Thema aus dem Gedankenstrom abgelöst wird. Die zweite Person, die den Kampf aufgenommen hat, wird den Gedanken jedoch möglicherweise nicht mehr so schnell los.

4.3 Der Zwang als Selbstsaboteur

Zwänge schleichen sich häufig in unser Leben ein, wenn wir durch etwas verunsichert sind, neue Herausforderungen bewältigen müssen oder wenn sich gar existenzielle Fragen und Probleme auftun, die uns Angst machen. Beispiele hierfür sind:

- Ein Jobwechsel oder der Umzug in eine neue Stadt muss bewältigt werden,
- eine wichtige Prüfung steht an,
- anhaltende Konflikte belasten uns,
- unser Partner hat sich von uns getrennt, oder
- wir sind gar mit Krankheit oder Tod eines geliebten Menschen konfrontiert worden.

Der Zwang spielt auf der Nebenschaubühne. Den Zusammenhang mit der echten Belastung oder dem »Stressor« sehen wir manchmal gar nicht, weil sich der Zwang nicht mit dem realen Problem auseinandersetzt, sondern eine Nebenschaubühne errichtet. Manchmal bildet sich darauf der tatsächliche Problembereich ab, allerdings in etwas verfremdeter, symbolisierter Weise, oder auch auf ein einzelnes Thema zugespitzt.

Der Berliner Autor und Psychotherapeut Nicolas Hoffmann spricht in diesem Zusammenhang passenderweise von der »Kasperlebühne des Zwangs«, auf der die realen Probleme des Lebens in verzerrter, manchmal auch übertrieben erscheinender Form ausgetragen werden. Das Fatale daran ist, dass das zwanghafte Verhalten in aller Regel nicht hilft, die Dinge in den Griff zu bekommen. Es beschert uns umgekehrt noch ein zusätzliches Problem. Der Zwang wird zum Selbstsaboteur, wie das Beispiel von Christoph zeigt.

Beispiel

Christoph fühlte sich während des Referendariats überfordert. Er hatte den Eindruck, seinen Aufgaben als Lehrer nicht gerecht zu werden, weil er sich nicht in der Lage sah, gegen aufmüpfige Kinder vorzugehen. Oftmals plante er sinnvolle Strategien, fühlte sich jedoch hilflos und bloßgestellt, sobald er vor der Klasse stand. In dieser Zeit begann er Befürchtungen zu entwickeln, dass auf dem Boden des Klassenzimmers Notizzettel mit privaten Nachrichten über seine Person liegen geblieben sein könnten. Auch wenn er dergleichen nicht in seiner Hosentasche mit sich trug, konnte er zunehmend erst dann das Zimmer verlassen, wenn er den Raum peinlich genau abgesucht hatte. Zu groß war die Angst, durch Preisgabe persönlicher Informationen Zielscheibe des Spottes seiner Schüler zu werden. Die Befürchtung verallgemeinerte sich schließlich auf weitere öffentliche Räume wie Einkaufsläden, Straßenbahn oder die Fußgängerzone. Christoph zog sich immer weiter zurück und ließ sich schließlich krankmelden, weil er sich zu den alltäglichen Anforderungen nicht mehr in der Lage sah.

Manchmal liegen die belastenden Ereignisse auch längere Zeit zurück.

Beispiel

Sonja war als Mädchen von ihrem großen Bruder mehrmals an den Brüsten angefasst und auf das Bett geworfen worden, während er sie fest an sich drückte. Sie hatte sich jedes Mal wie gelähmt gefühlt und ihren Eltern nichts davon erzählt. Um das unangenehme Ereignis »abzuschütteln«, hatte sie danach jeweils lange Zeit geduscht. Das exzessive Waschen hatte sich schließlich auf immer mehr Situationen ausgeweitet, in denen sie sich »nicht wohl in ihrer Haut« oder von anderen Menschen ungerecht behandelt fühlte.

Noch heute entwickelt Sonja ausgeprägte Waschzwänge, wenn sie sich von Ereignissen überrollt fühlt und unangenehme Emotionen erlebt.

Nicht immer lassen sich konkrete Lebensprobleme oder auslösende Ereignisse für die Entstehung von Zwängen bestimmen. So gibt es auch viele Menschen mit Waschzwängen, die niemals Opfer sexuellen Missbrauchs oder körperlicher Übergriffe geworden sind. In Kapitel 7 werden wir ausführlicher anschauen, welche Funktionen Zwänge übernehmen können, und wie wir uns mithilfe der Achtsamkeit unterstützen können.

4.4 Der Zwang als versteckter Helfer

Nach einem Vortrag baten mich zwei Menschen, die schon länger von Zwängen betroffen waren, dem Zwang eine weitere Rolle zuzugestehen: Die Rolle eines versteckten Helfers. Immer wenn sich ihre Symptome verstärkten, signalisierte ihnen der Zwang, dass sie etwas an ihrer aktuellen Lebenssituation ändern sollten. Während die Zwangssymptome für den einen Patienten ein Signal dafür waren, seine Belastungsgrenzen im Alltag besser zu beachten, machte der Zwang die andere Patientin häufig darauf aufmerksam, dass sie sich Zeit für die Verarbeitung eines aktuellen Konfliktes geben sollte. Je mehr sie mit dem Zwang vertraut wurden, umso mehr war es ihnen daher ein Anliegen, den Zwang nicht nur negativ zu betrachten. Stattdessen erlebten sie den Zwang als Verbündeten, der sie auf bedeutsame Missstände aufmerksam macht.

Wenn es gelingt, die persönlichen Auslöser des Zwangsgeschehens ausfindig zu machen, kann der Zwang vom Saboteur zum Freund werden, der auf etwas ungeschickte Art und Weise zur Veränderung ungünstiger Umstände aufruft.

Beispiel

Anna gelang es, die Leitung eines großen Supermarktes in der Nähe ihrer alten Anstellung zu übernehmen. Oft arbeitete sie mehr als zehn Stunden am Tag ohne längere Pause, um ihre Aufgabe bestmöglich zu erfüllen. Das Training im Volleyballverein hatte sie auf Eis gelegt, und selbst am Wochenende blieb oftmals nur Zeit für ein gemeinsames Frühstück, bevor sie sich nochmals auf den Weg in ihr Büro machte. In dieser Zeit kamen die alten Wiederholungszwänge, die Anna schon überwunden glaubte, wieder zum Vorschein. Manchmal musste sie einzelne Schritte so oft hintereinander ausführen, dass sie für den zehnminütigen Weg zur Arbeit fast eine ganze Stunde benötigte. Erst allmählich wurde ihr bewusst, dass der Zwang sie mit seiner Rückkehr darauf aufmerksam machte, dass sie sich viel zu stark beanspruchte. Mit einem geringeren Arbeitspensum gelang es ihr schließlich, die Zwangshandlungen wieder einzudämmen.

5 Werkzeuge gegen den Zwang: Vorstellung bewährter Behandlungsmethoden

5.1 Der klassische »Königsweg«: Kognitive Verhaltenstherapie

Während man lange Zeit dachte, dass Zwänge schwer behandelbar seien, steht mittlerweile ein wirksames Instrument zur Behandlung von Zwangserkrankungen zur Verfügung: Die Kognitive Verhaltenstherapie mit Expositionsbehandlung hat sich in einer beeindruckenden Anzahl von Studien als effektiv gegen Zwänge erwiesen. Sie wird auch in den offiziellen Behandlungsrichtlinien (den sogenannten S3-Leitlinien) als Methode der Wahl empfohlen.

Die Kognitive Verhaltenstherapie bei Zwangsstörungen besitzt zwei Standbeine:

- Expositionstraining
- kognitive Verfahren

5.2 Aktive Konfrontation

Das Expositionstraining wird oft auch *Reizkonfrontation mit Reaktionsmanagement* genannt. Hier begeben sich die Betroffenen nach gemeinsamer Vorbereitung mit Therapeut oder Therapeutin in die Angst auslösende Situation, ohne dem Zwangsimpuls nachzugeben.

Beispiel • Mögliche Expositionsübungen

Elke vermied es seit einigen Jahren, Türklinken anzufassen und sich auf öffentliche Stühle zu setzen, da sie sich vor massiv vor Kontamination mit Krankheitserregern fürchtete. Als Expositionsübung nahm sie sich vor, eines Morgens mit ihrer Therapeutin das Bürgeramt aufzusuchen, die Türen außen und im Gebäude mit der ganzen Handfläche anzufassen und nacheinander auf mehreren Stühlen im Wartebereich Platz zu nehmen. Danach wollte sie mit ihren »kontaminierten« Händen ganz bewusst persönliche Gegenstände wie ihren Taschenkalender, ihre Haarbürste und das Lenkrad ihres Autos anfassen. Sie beschloss, bis zum Abend nicht die Hände zu waschen und ihre Kleider bis zum Schlafengehen am Körper zu behalten. Vor der Übung erlebte sie starke Anspannung, die nach dem Berühren der Türklinken noch zunahm. Es schien ihr zunächst unvorstellbar, mit den verschmutzten Händen ihre Bürste zu berühren. Allmählich gelang es ihr jedoch, und sie spürte, wie die Anspannung im Tagesverlauf immer weiter abnahm. In den darauffolgenden Tagen besuchte sie mehrere öffentliche Gebäude und verspürte beim Kontakt mit Türgriffen und öffentlichen Sitzgelegenheiten zunehmende Gelassenheit.

Peter litt unter der Vorstellung, er könnte ein schlimmes Unglück für seine Familie herbeiführen, wenn sich nicht alle Gegenstände in seiner Wohnung an genau definierter Stelle befänden. Daher musste er sich jedes Mal umdrehen, wenn er ein Zimmer verließ, und den Raum mit den Augen »abscannen«. Anfangs konnte er sich gar nicht vorstellen, einige Dinge an anderen Stellen abzulegen, als er es gewohnt war. Erst recht nicht denkbar erschien es ihm, das Zimmer einfach zu verlassen, ohne nochmals seinen Blick über jede Ecke des Raumes gleiten zu lassen. Gemeinsam mit seiner Therapeutin überlegte er, in welchem Zimmer die leichtesten Zwänge auftraten. Das gestaltete sich nicht einfach, denn mittlerweile hatte der Zwang jedes Zimmer belagert. Er entschied sich letztlich für das Esszimmer und ließ einige Gegenstände an andere Stellen rücken. So nahm er beispielsweise die Vase vom Tisch und stellte sie ans Fenster. Anschließend verließ er im Beisein der Therapeutin den Raum ohne sich nochmals umzublicken und ging zur Arbeit. Am Anfang verspürte er einen starken Drang umzukehren und konnte sich nur schwer konzentrieren. Als es sich am Abend auf den Heimweg machte, wurde ihm jedoch bewusst, dass er gar keinen Impuls mehr verspürte, die Vase zurückzustellen.

Nicht immer lässt die Anspannung bereits nach der ersten Übung so deutlich nach wie bei Elke und Peter. Die allermeisten Betroffenen berichten jedoch, dass ihnen die Übung geholfen hat:

- Exposition kann helfen, *Dinge zu tun, die uns wichtig sind*, auch wenn wir sie lange Zeit vermieden haben.
- Exposition kann das gute Gefühl vermitteln, stärker zu sein als die Angst.
- Durch Exposition lässt sich entdecken, dass befürchtete Dinge gar nicht eintreffen.

So konnte Peter zum Beispiel feststellen, dass der Unglücksfall in seiner Familie ausblieb, obwohl er die Ordnung, die der Zwang ihm auferlegt hatte, nicht eingehalten hatte.

Wenn es Ihnen so geht wie den meisten Menschen, kostet Sie die Vorstellung, Expositionsübungen zu machen, zunächst einige Überwindung. Das ist sehr verständlich – schließlich hätten Sie schon längst alle wichtigen Situationen »zwanglos« bewältigt, wenn das so einfach wäre.

Es ist sehr hilfreich, eine gut ausgebildete Therapeutin oder ebensolchen Therapeuten an der Seite zu haben, die bzw. der mit dem Expositionsprinzip vertraut ist und Ihnen Unterstützung bei der Bewältigung der Situationen geben kann. Bei einer Umfrage im Rahmen unserer Klinik an 80 Menschen mit Zwängen erlebten vier von fünf Betroffenen Expositionstherapie als hilfreich oder sehr hilfreich. In einer weiteren Studie zur Langzeitentwicklung von Zwängen fanden wir heraus, dass auch 8 bis 10 Jahre nach stationärer Behandlung einzig entscheidend war, ob die Patienten Expositionsübungen in Eigenregie fortgeführt hatten: Diejenigen, die sich weiterhin regelmäßig mit den schwierigen Situationen konfrontiert hatten, hatten deutlich bessere Chancen, auch viele Jahre später keine oder nur noch wenige Zwangssymptome aufzuweisen.

In Kapitel 4 werden wir uns ausführlicher mit dem Expositionstraining beschäftigen, das viele als den »Königsweg« zur Behandlung von Zwängen sehen. Wir werden dabei auch genauer Möglichkeiten der Anwendung im eigenen Alltag betrachten und untersuchen, inwieweit Achtsamkeit die Exposition erleichtern und vertiefen kann.

5.3 Die Zwangsbefürchtungen unter die Lupe nehmen

Wichtig

Bei den kognitiven Behandlungsansätzen werden ungünstige Überzeugungen, wie etwa perfektionistische Ansprüche oder unrealistische Einschätzungen von Gefahren behandelt, die »Futter« für den Zwangsdrachen darstellen.

Kognitive Verfahren als sogenanntes zweites Standbein. Eine Möglichkeit kann zum Beispiel darin bestehen, die Wahrscheinlichkeit einer gefürchteten Katastrophe ganz nüchtern unter die Lupe zu nehmen. Auch hierzu die Situation eines Patienten:

Beispiel

Tom hatte große Angst davor, anderen Menschen durch unbedachtes Verhalten zu schaden. Daher schaute er beim Autofahren auch auf gerader Strecke viele Male in den Rückspiegel oder vermied unübersichtliche Straßen ganz. Beim Verlassen des Hauses musste er peinlich genau darauf achten, dass er den Herd nicht versehentlich eingeschaltet hatte, und vor dem Absenden einer E-Mail musste er den Wortlaut wiederholt daraufhin kontrollieren, ob er nichts Beleidigendes oder Verletzendes geschrieben hatte. Einmal musste er lange darüber nachgrübeln, ob er einen anderen Menschen durch eine unbedachte Äußerung so verwirrt haben könnte, dass dieser unbemerkt vor ein Auto gelaufen und gestorben sein könnte.

Gemeinsam mit dem Therapeuten erstellte er als Erstes eine Wahrscheinlichkeitsrechnung, um innerlich Abstand von seinem persönlichen Katastrophenszenarium zu gewinnen. Die reale Wahrscheinlichkeit dafür, dass der Gesprächspartner durch seine Äußerung irritiert worden war, schätzte er auf 40 %. Die Wahrscheinlichkeit für nachfolgende Verwirrung, die bis nach dem Gespräch anhielt, setzte er nur auf 20 % an. Die Wahrscheinlichkeit, dass die Person aufgrund ihrer Verwirrung nicht einmal beim Überqueren der Straße auf herannahenden Verkehr achten würde, hielt er für 20 %. Dass in diesem Moment dann noch ein Auto kommen könnte und nicht mehr fähig wäre zu bremsen, nahm er mit 30 %iger Wahrscheinlichkeit an. Dass dieses Ereignis dann sogar zum Tod führen würde, hielt er jedoch für weniger wahrscheinlich (20 %). Um tatsächlich die befürchtete Katastrophe zu erleben, mussten alle Wahrscheinlichkeiten erfüllt sein. Tom multiplizierte also: $0{,}4 \times 0{,}2 \times 0{,}2 \times 0{,}3 \times 0{,}2 = 0{,}00096$. Die Wahrscheinlichkeit für sein gefürchtetes Ereignis war geringer als ein Tausendstel – eine verschwindend kleine Zahl!

Weitere kognitive Techniken sind zum Beispiel:

- **Erwartungen des Zwangs mithilfe von Verhaltensexperimenten überprüfen.** Beispiel: Ich probiere aus, ob ich tatsächlich die Kaffeemaschine »nebenbei« mit dem Ellenbogen einschalten kann, so wie der Kontrollzwang es mir einredet.
- **In Dialog mit dem Zwang treten.** Beispiel: Ich »spiele« den Part des Waschzwangs und höre mir an, mit welchen Argumenten er mir eine HIV-Infektion einreden möchte. Anschließend »spiele« ich meinen gesunden Teil und gebe ihm mit hilfreichen Argumenten kontra.
- **Ermutigende Sätze für Zwangssituationen überlegen.** Beispiel: Ich sage mir: »Du schaffst das«, wenn mir der Zwang einredet, die Autotür nach dem Abstellen des Wagens mehrmals kontrollieren zu müssen, «Der Weg aus dem Parkhaus ist mein Weg in die Freiheit.«

5.4 Was kommt in der Verhaltenstherapie auf mich zu?

Therapiebeginn. In der Regel steht in den ersten Therapiestunden das genauere Kennenlernen im Vordergrund: Der Patient berichtet, wie sich die Symptome im Alltag zeigen und in der Lebensgeschichte entstanden sind. Oftmals kann es hilfreich sein, an dieser Stelle schon zu erkennen, ob der Zwang irgendwelche Funktionen im Alltag erfüllt.
Therapieablauf. Therapeut und Patient erarbeiten zusammen ein Erklärungsmodell für die Entwicklung der Zwänge. Dann werden die Situationen, die der Patient künftig wieder ohne den Zwang bewältigen möchte, in eine Rangreihe gebracht. Der Patient übt, sich diesen Situationen Schritt für Schritt zu stellen – zunächst in Therapeutenbegleitung und anschließend alleine. Dabei fängt man oft mit einer mittelschweren Situation an und arbeitet sich langsam nach oben.

Häufig finden noch Angehörigengespräche statt oder man bearbeitet andere Problembereiche, die mit dem Zwang zusammenhängen. Das können z. B. berufliche Perspektiven, zwischenmenschliche Situationen oder die Alltagsgestaltung sein.

5.5 Sind Medikamente sinnvoll?

Etwa 60–70 % der behandelten Patienten erreichen durch Kognitive Verhaltenstherapie mit Exposition eine deutliche Besserung ihrer Zwangssymptomatik. Kombiniert man diese Form der Psychotherapie mit speziellen Medikamenten, hat sich in Studien durchschnittlich eine noch etwas höhere Besserungsrate gezeigt.

Medikamentöse Behandlungsmethoden. Als besonders wirksam haben sich dabei sogenannte selektive Serotonin-Wiederaufnahmehemmer (SSRI) erwiesen. Diese sorgen dafür, dass der Überträgerstoff Serotonin, der u. a. für die Überbringung von Nachrichten zwischen bestimmten Nervenzellen im Gehirn verantwortlich ist, besser zur Verfügung steht.

Heißt das jedoch, dass man Verhaltenstherapie immer mit medikamentöser Behandlung kombinieren sollte? Wenn man sich die Ergebnisse von Studien im Einzelfall anschaut, ergibt sich ein interessantes Bild:

Wichtig

Eine Kognitive Verhaltenstherapie mit Exposition ist alleine bereits annähernd wirksam wie Verhaltenstherapie mit Medikamenten.

Nur in besonderen Fällen, d. h. wenn überwiegend Zwangsgedanken und kaum Zwangshandlungen vorliegen, oder wenn Patienten gleichzeitig unter Depressionen leiden, kann es sinnvoll und wichtig sein, gleichzeitig Medikamente einzunehmen. Auch kann der Einsatz von Medikamenten angebracht sein, wenn sich die Symptome trotz intensiver Verhaltenstherapie nicht gebessert haben.

5.6 Auf der »Dritten Welle« surfen?

Entwicklungen in der Psychotherapie. Während in den 1950-er und 1960-er Jahren das äußerlich sichtbare Verhalten bei der Erklärung und Behandlung psychischer Probleme im Vordergrund stand, fand man innere Prozesse wie Einstellungen, Gedanken und Wahrnehmungsprozesse mit Beginn der 1970-er Jahre zunehmend beachtenswert. Diese Wandlung wird häufig auch als die »zweite Welle« der Verhaltenstherapie bezeichnet, aus der die heutige Kognitive Verhaltenstherapie hervorgegangen ist. Seit den 1990-er Jahren haben allerdings wieder neue Verfahren die Therapielandschaft geprägt, die man »Dritte-Welle-Verfahren« nennt.

Hierbei gibt es nun drei Hauptschwerpunkte, die von Bedeutung für die Behandlung von Zwängen sind:

- **Achtsamkeit und Akzeptanz:** Sie werden als wertvolle Prinzipien anerkannt und geübt. Beispiele: Akzeptanz- und Commitmenttherapie (ACT) nach Steven Hayes (2004), Achtsamkeitsbasierte kognitive Therapie (MBCT) nach Zindel Segal, Mark Williams und John Teasdale (2008)
- **Grundüberzeugungen und geistige Prozesse:** Ungünstige Grundüberzeugungen über Gedanken und Gefühle und bedeutsame »Zwangsverstärker« wie etwa anhaltende Zweifel werden in den Fokus genommen. Beispiel: Metakognitive Therapie nach Adrian Wells (1998), Inferenzbasierte Therapie nach Kieron O'Connor (2012)
- **frühe lebensgeschichtliche Prägungen und therapeutische Beziehungsgestaltung:** Individuelle Beziehungen werden stärker berücksichtigt. Beispiele: Schematherapie nach Jeffrey Young (2005), Cognitive Behavioral Analysis System of Psychotherapy (CBASP) nach James McCullough (2006)

Insbesondere die Ansätze der ersten beiden Gruppen wurden in jüngster Zeit schon auf ihre Wirksamkeit bei Zwängen in einzelnen systematischen Studien untersucht. Die Ergebnisse sind ermutigend; allerdings werden noch weitere Untersuchungen benötigt, um die Wirksamkeit der neuen Verfahren zu untermauern.

Wodurch zeichnen sich die achtsamkeits- und akzeptanzbasierten Ansätze aus?

Wichtig

Nach dem Achtsamkeitsprinzip geht es nicht darum, die *Inhalte* von Gedanken und Gefühlen zu verändern, indem ich sie bekämpfe, ihnen ausweiche oder mich mit Argumenten dagegen zu stemmen versuche. Vielmehr wird versucht, eine *hilfreiche Einstellung* ihnen gegenüber zu entwickeln.

Doch das ist nicht einfach. Schließlich sind wir es als Menschen gewohnt, gegen Dinge anzugehen, die uns unangenehm erscheinen. Das ist in den meisten Situationen auch sinnvoll.

- Wenn wir Schmutz auf dem Boden entdecken, nehmen wir den Staubsauger in die Hand.
- Wuchert Unkraut im Garten, reißen wir es aus.
- Und wenn unser Auto kaputt geht, lassen wir es reparieren oder kaufen ein neues.

Wie wir sehen werden, lassen sich unsere Gedanken jedoch weder ausrotten noch umtauschen. Sie »poppen« in unserem Kopf auf und können manchmal relativ hartnäckig darin verweilen. Menschen mit Zwängen wissen das nur zu gut.

Ebenso geht es uns mit schwierigen Gefühlen und Stimmungen, die wir nur bedingt beeinflussen können. Natürlich wünschen wir uns Freude herbei, wenn wir traurig sind. Immer wieder müssen wir jedoch die Erfahrung machen, dass wir viel Energie dabei verlieren, wenn wir alles daransetzen, ein Gefühl abzuschütteln. Oftmals stellen sich dabei nur weitere negative Gefühle ein, sogenannte *Sekundäremotionen* wie:

- Ärger auf uns selbst: »Warum kann ich nicht auch so vergnügt sein wie andere?«,
- Schuldgefühle: »Diese blöde Wut! Ich bin undankbar.« oder
- Scham: »Auf meine Schwester dürfte ich doch nicht neidisch sein!«

Diese können oftmals noch belastender sein als die ursprünglichen Gefühle. Es ist sinnvoll, neue Wege zu finden, um mit unliebsamen Ereignissen im Kopf umzugehen. Wie wir sehen werden, ist insbesondere Achtsamkeit ein wertvoller »Schatz«, der eine Menge dazu beitragen kann, dass Zwänge nicht mehr unseren Alltag bestimmen. Daher ist dem Achtsamkeitsprinzip ein ganzes Buch gewidmet.

6 Achtsamkeit als Antwort auf den Zwang?

6.1 Anwesend sein und doch weit weg

Beispiel

Eric hatte einen anstrengenden Tag gehabt. Im Büro hatte sich eine Besprechung an die nächste gereiht, auf dem Heimweg war der Draht der Vorderbremse seines Rades gerissen, und als er sich an die Reparatur machen wollte, erhielt er einen Anruf von seiner pflegebedürftigen Mutter, die ihn um einige dringende Besorgungen bat. Nach seiner Rückkehr wollte er zumindest den Tag auf seinem Balkon ausklingen lassen, ein Glas Bier genießen und die Stille auf sich wirken lassen. Als er Platz nahm, erblickte er am Horizont dichte Wolken.

Sofort begann er nachzudenken: *Sollte er am nächsten Tag nicht vielleicht doch das Auto nehmen? Er fühlte sich so zerschlagen, das musste doch nicht sein. Seine Mutter würde bestimmt erwarten, dass er morgen vorbeikam. Andere Menschen waren definitiv freier als er. Wieso schaffte er es nicht, sich von ihr zu lösen? Wann hatte er zuletzt ein paar Tage im Ausland verbracht?*

Sicher vor über einem Jahr. Die letzte Unternehmung war der Betriebsausflug mit dem aufgeblasenen Kollegen aus der Controllingabteilung gewesen, der ständig neben ihm gelaufen war und den neusten Klatsch zum Besten gegeben hatte. Das war vielleicht anstrengend gewesen! Immerhin hatte es abends ein kühles Bier gegeben. Erst in diesem Augenblick merkte Eric, dass er sein Bier nahezu ausgeleert hatte, ohne es zu bemerken. Das war also der Moment gewesen, auf den er sich den ganzen Tag gefreut hatte?

Unsere menschliche Fähigkeit nachzudenken, zu analysieren, Pläne zu schmieden und uns zu erinnern, ist zweifellos ein extrem wertvolles Gut. Gleichzeitig nehmen wir dadurch oft nur noch begrenzt wahr, was tatsächlich im gegenwärtigen Augenblick geschieht.

Verstand im Autopiloten-Modus. Jon Kabat-Zinn spricht dabei vom Autopiloten-Modus: Wir tun automatisch, ja mechanisch das, was die Situation von uns verlangt, während wir unsere Aufmerksamkeit auf Dinge richten, die längst geschehen sind oder erst noch bevorstehen. Rein äußerlich sind wir also präsent, während unser Verstand »spazieren geht«.

Das mag in manchen Situationen ganz nützlich sein, etwa wenn wir uns beim Bügeln ein passendes Geburtstagsgeschenk für die Freundin überlegen können. In anderen Situationen können uns wichtige Informationen oder angenehme Sinneswahrnehmungen entgehen, wie in Erics Fall.

Manchmal verblasst die aktuelle Situation hinter aufdringlichen Sorgen oder Grübelgedanken so sehr, dass wir uns innerlich auf eine Reise in schlechte Stimmung und schwer aushaltbare Gefühle begeben. Es kostet dann einige Kraft, diese innere Landschaft wieder zu verlassen und sich von den Sinnesreizen der Außenwelt berühren zu lassen. Insbesondere Zwangsgedanken können die Aufmerksamkeit so sehr in Anspruch nehmen, dass der Alltag flach und düster vorüberzuziehen scheint. Vieles, was es zu entdecken gibt, bleibt verborgen.

Wichtig

Achtsamkeit ist wie ein Schlüssel, der immer wieder das Tor zur Gegenwart und zum »Reichtum des Augenblicks« öffnet.

Wie aber kann ich Achtsamkeit definieren?

6.2 Was bedeutet Achtsamkeit?

Vielen Menschen ist die Definition von Kabat-Zinn vertraut, einem bekannten Achtsamkeitslehrer unserer Zeit. Er bezeichnete Achtsamkeit als besondere Form der Aufmerksamkeitslenkung:

Definition

Achtsamkeit meint eine Ausrichtung der Aufmerksamkeit auf den *gegenwärtigen Augenblick*, die *absichtsvoll* und auf eine *nicht wertende Art und Weise* geschieht.

Mit einer achtsamen Haltung nehme ich die Dinge freundlich, offen und vorurteilsfrei wahr, seien es Sinneseindrücke, Körperempfindungen, Gefühle oder Gedanken.

Im Hier und Jetzt sein. Dazu gehört, dass ich zunächst aus meinem inneren »Kopfkino« aussteige und die Aufmerksamkeit auf das richte, was im gegenwärtigen Moment geschieht. Der Meditationslehrer Udo Yesche Regel spricht davon, sich »neben das Hamsterrad des Alltags zu stellen«: Wir lösen uns von automatischen Reaktionsmustern und halten inne, um uns frisch auf das einzulassen, was uns begegnet.

Wer unter Zwängen leidet, kennt das Gefühl des Hamsterrades oft besonders gut. Wie wir sehen werden, braucht es meistens einige Übung, sich nicht mehr in aufdringliche Gedanken und hartnäckige Handlungsimpulse zu verstricken. Bereits die Aufmerksamkeitslenkung auf den gegenwärtigen Augenblick mit seinen Sinnesreizen, Gedanken oder Gefühlen kann jedoch schon etwas inneren Freiraum verschaffen. Ein Patient meinte einmal, es fühlt sich an, wie wenn man in einem stickigen Zimmer ein Fenster öffnet und plötzlich mehr Sauerstoff zur Verfügung hat.

Eine offene Haltung einnehmen. Ein weiterer wichtiger Aspekt betrifft die Haltung, die ich meiner Erfahrung entgegenbringe. Ich werde nicht auf einen bestimmten Aspekt meiner Wahrnehmung eingeengt – wie es etwa leicht bei Zwängen geschehen kann – sondern richte die Aufmerksamkeit absichtsvoll etwa auf meinen Atem, die äußeren Sinnesreize, Gedanken, Gefühle oder meinen Körper. Dass wir dabei nicht werten, bedeutet jedoch nicht, alles gleichermaßen gut finden zu müssen. Vielmehr ist damit gemeint, uns immer wieder vorurteilsfrei und frisch auf das, was uns begegnet, einzulassen, ohne in der Vergangenheit verhaftet zu sein oder schon in der Zukunft festzustecken.

Beispiel

So kann ich eine Bekannte, die am Telefon in zurückhaltendem Tonfall nur knappe Worte mit mir wechselt, als unfreundlich oder schüchtern »abstempeln«. Womöglich sage ich mir sogar, dass ich ein langweiliger oder unangenehmer Gesprächspartner bin, weil sie nicht viel Zeit in die Konversation mit mir investiert. In der Folge werde ich vielleicht reserviert reagieren, das Gespräch abbrechen, meine Bekannte künftig seltener anrufen oder mich sogar bei anderen Menschen über ihren unangenehmen Gesprächsstil beschweren. Wenn ich das Gespräch mit einer achtsamen Haltung führe, werden solche Bewertungen möglicherweise auch in meinem Kopf auftauchen. Ich nehme sie jedoch lediglich wahr und lasse mich so gut wie möglich mit Offenheit auf die Unterhaltung ein. Vielleicht stellt sich dabei heraus, dass die Bekannte gerade eine unangenehme Nachricht erhalten hat. Oder ich bemerke im Verlauf des Gesprächs, dass meine Bekannte einfach nur müde ist und in diesem Moment Zeit für sich benötigt.

Der Ursprung der Achtsamkeit. Auch wenn das Konzept der Achtsamkeit in den letzten Jahren viel diskutiert wird und in den Medien Erwähnung findet, ist es doch sehr alt. Die Schulung von Achtsamkeit hat eine jahrtausendealte Tradition. Der Ursprung liegt im altindischen Pali-Wort »sati«, das die Bedeutung Aufmerksamkeit, Bewusstheit und Erinnerung hat. Im Buddhismus hat Achtsamkeit einen hohen Stellenwert: Sie ist eines der Elemente auf dem sogenannten »achtfachen Pfad«, der eine Orientierung auf dem Weg zu innerer Befreiung darstellen möchte.

Eine bestimmte religiöse oder spirituelle Orientierung benötigt man jedoch nicht, um Achtsamkeit praktizieren zu können: Die Haltung der Achtsamkeit ist letztlich natürlich und in jedem von uns angelegt. Sie ist wie eine Kraftquelle in unserem Inneren, die wir freilegen und fördern können.

6.3 Auf was kann sich Achtsamkeit richten?

Vielleicht mögen Sie sich nun fragen, wie die freundliche, vorurteilsfreie Konzentration auf den gegenwärtigen Moment gelingen soll. Schließlich planen wir nicht absichtlich, uns von Gedanken davontragen zu lassen, aktuelle Wahrnehmungen auszublenden und in unangenehme Vorstellungen und Gefühle verstrickt zu werden. Das wissen Menschen mit Zwängen nur zu gut.

Glücklicherweise lässt sich Achtsamkeit jedoch trainieren wie Fußball oder Geige spielen auch. Dabei ist es zunächst gar nicht einmal so wichtig, auf welches Objekt sich Achtsamkeit richtet. Das können äußere Sinneswahrnehmungen sein, also was wir

- sehen,
- hören,
- riechen,
- fühlen oder
- schmecken.

Ebenso kann mit inneren Empfindungen trainiert werden, wie:

- unserem Atem,
- unseren Gedanken oder
- unseren Gefühlen.

Entscheidend ist die *Qualität*, die wir der Erfahrung entgegenbringen: Wir schenken der Sache eine wohlwollende, offene Aufmerksamkeit, indem wir wahrnehmen, wie sie sich von Augenblick zu Augenblick gestaltet, ohne sie ignorieren, unterdrücken, verändern oder festhalten zu wollen.

In der Regel werden wir schnell entdecken, dass unser Geist immer wieder von der Sache »wegwandert«, die wir im Fokus haben. Wir werden vielleicht feststellen, dass wir das Zimmer, das wir erkunden, im nächsten Augenblick als unordentlich einstufen und bereits die nächste Aufräumaktion planen. Wir entdecken, dass wir uns in Gefühle von Langeweile und Ungeduld verstricken, wenn wir versuchen den Atem zu beobachten. Oder wir nehmen wahr, dass wir über die gestrige Teamsitzung nachdenken, während wir uns auf die wechselnden Empfindungen in unserem Körper konzentrieren möchten.

All das ist normal und es geht lediglich darum, *wie wir mit den kleinen Eskapaden unseres Geistes umgehen.* Wenn wir bemerken, was unsere Aufmerksamkeit gefesselt hat und uns dann freundlich und bestimmt zum gegenwärtigen Augenblick zurückbringen, gehen wir auch achtsam mit uns selbst um.

Beispiel

Ich erinnere mich gut daran, wie ich zu Beginn der Achtsamkeitspraxis mit gutem Vorsatz Atemmeditationen durchführen wollte. Meistens nahm ich den Atem zwei bis drei Atemzüge lang wahr, bevor mich ein erster Gedanke oder ein auftauchendes Bild davontrug. Weitere folgten schnell und mir wurde erst anschließend bewusst, dass ich eine ganze Weile in meinem inneren Kopfkino verbracht hatte, ohne meinem Atem überhaupt weiter Beachtung zu schenken. Mit der Zeit registrierte ich immer früher, wenn ich abgeschweift war, und ich konnte den Bewegungen des Atems zunehmend länger folgen. Während ich die Übung anfangs als chaotisch und haltlos empfunden habe, fühlt sie sich inzwischen fast wie die Rückkehr zu einem guten Freund an, auch wenn natürlich Gedanken an andere Dinge immer wieder auftauchen.

Wahrnehmungen verändern sich. Während wir uns einer Sache mit Achtsamkeit zuwenden, machen wir auch die Erfahrung, dass sich unsere Wahrnehmung verändert: Eben noch haben wir vielleicht ein leichtes Ziehen in der Magengegend gespürt, und im nächsten Moment löst es sich wieder auf. Da war ein Gedanke an die Besprechung am Nachmittag und schon ist er davongehuscht. Für kurze Zeit haben wir ein Unwohlsein angesichts bevorstehender Aufgaben wahrgenommen und bald darauf spüren wir leichte Entspannung. Da flackert ein Gefühl von Freude auf – und kurze Zeit später ist es verpufft.

Auch wenn wir prinzipiell wissen, dass nichts von Dauer ist, kann es eine wertvolle Erfahrung sein, den vergänglichen Charakter aller Dinge zu erkunden und sich darin zu üben, sich immer wieder frisch auf den jeweiligen Augenblick einzulassen.

Höhere Zufriedenheit. Sich auf das Gegenwärtige zu fokussieren, scheint nicht nur in Hinblick auf Zwangssymptome hilfreich zu sein. Aktuelle Untersuchungen weisen darauf hin, dass Menschen, die ihre Aufmerksamkeit dem gegenwärtigen Augenblick widmen, sich insgesamt zufriedener fühlen.

Tatsächlich gewinnen unsere Erfahrungen an Tiefe, wenn wir uns der gegenwärtigen Wahrnehmung immer wieder hingeben können. Einen wundervollen Eindruck davon vermittelt etwa das Gedicht »Das Meer« von Erich Fried:

Das Meer
Wenn man ans Meer kommt
soll man zu schweigen beginnen
bei den letzten Grashalmen
soll man den Faden verlieren
und den Salzschaum
und das scharfe Zischen des Windes einatmen
und ausatmen
und wieder einatmen
Wenn man den Sand sägen hört
und das Schlurfen der kleinen Steine
in langen Wellen
soll man aufhören zu sollen
und nichts mehr wollen wollen nur Meer
Nur Meer

Das »Sinnesbad«

Die Konzentration auf *äußere Sinneswahrnehmungen* ist zugleich auch ein guter Einstieg in die Achtsamkeitspraxis. Sie ermöglicht es uns, bewusst mit dem in Verbindung zu treten, was an Sinnesreizen sowieso zu uns »spricht« – und was wir ansonsten vielleicht gar nicht bemerken, weil wir mit Gedanken an die Vergangenheit oder Sorgen und Plänen für die Zukunft beschäftigt sind. Dabei müssen wir die unliebsamen Gedanken und Gefühle nicht aus unserem Kopf verbannen. Vielmehr geht es darum, was den gegenwärtigen Augenblick darüber hinaus ausmacht. Wenn wir in unseren Sinneserfahrungen »baden«, treten aufdringliche geistige Inhalte leichter in den Hintergrund: Wir können uns im Hier und Jetzt verankern. Hierzu eine kleine Übung, die meistens nicht einmal länger als eine Minute dauert.

Übung • Sinnesbad

Halten Sie einen Moment inne und lassen Sie die Augen durch den Raum schweifen.

Was können Sie *sehen*? Erkunden Sie mit Offenheit alle Farben, Formen und Muster, die es zu entdecken gibt, auch wenn Sie die Gegenstände schon viele Male gesehen haben.

Achten Sie nun auch auf die Geräusche aus der unmittelbaren Umgebung ebenso wie im weiteren Umfeld. Was gibt es in diesem Moment zu *hören*?

Lenken Sie nun die Aufmerksamkeit auf das, was es zu *spüren* gibt, wie etwa den Boden unter den Füßen oder einen leichter Luftzug im Gesicht.

Vielleicht gibt es auch noch etwas zu *riechen* oder zu *schmecken*? Achten Sie auch darauf.

Meistens wird diese Übung tatsächlich wie eine kleine Erfrischung empfunden. Einige Menschen berichten, sich anschließend lebendiger zu fühlen.

Hilfe zur Neuausrichtung. Dadurch, dass wir während der Übung für einen Augenblick aus unserer Gedankenwelt aussteigen und in die pure Sinneswahrnehmung eintauchen, kann ein Gefühl von Freiheit entstehen: Wir können uns wieder neu ausrichten. Dennoch fällt es oftmals nicht leicht, diese Möglichkeit im Alltag nicht zu vergessen. Manche finden es hilfreich, sich kleine Symbole an zentrale Orte zu heften, wie etwa den Kühlschrank, das Autolenkrad oder das Portemonnaie, die sie an die Übung erinnern. Grundsätzlich eignet sich die Übung für *alle Orte* unseres Alltags – sei es, dass wir mit dem Auto an der Ampel stehen, gerade Essen zubereiten oder auf dem Weg zur Bushaltestelle sind.

Um während des Lesens mit der Übung vertraut zu werden, möchte die Lotusblüte auch an verschiedenen Stellen des Buches immer wieder dazu anregen, für einen Moment innezuhalten und die Übung durchzuführen. Wenn Sie die Übung durchführen möchten, können Sie kurz vom Buch aufschauen, lassen den Blick über Ihr Umfeld gleiten, nehmen wie eine Antenne die Geräusche des Umfelds wahr und achten darauf, was Sie über den Tastsinn spüren können. Ebenso können Sie kurz zur Kenntnis nehmen, ob es etwas zu riechen oder zu schmecken gibt.

Manche Patienten berichten, dass sich auch der Zwang in die Übung drängt: Menschen mit Zählzwängen mögen beispielsweise den Impuls verspüren, die wahrgenommenen Gegenstände durchzunummerieren, und einige Menschen mit Kontaminationsängsten haben vielleicht Assoziationen mit Verschmutzung, wenn sie Berührungspunkte des Körpers mit dem Umfeld registrieren.

Wichtig

Den Meldungen des Zwangs sollte keine allzu große Bedeutung geschenkt werden.

Ich kann sie kurz zur Kenntnis nehmen, (etwa: »*Aha, da ist wieder mein Impuls zu zählen.*«) und dann meinen inneren Scheinwerfer wieder auf die aktuelle Wahrnehmung richten (z. B. »*Okay, da ist der Impuls zu zählen und gleichzeitig sehe ich, dass ein Bonbonpapier auf dem Boden liegt. Ich spüre den weichen Sessel und höre, wie die Nachbarin über mir staubsaugt.«…).*

Wichtig

Es geht nicht darum, die unliebsamen Gedanken zu verdrängen oder zu bekämpfen, sondern die Aufmerksamkeit weit werden zu lassen für das, was wir im gegenwärtigen Augenblick entdecken können.

Oft ist es hilfreich, auch mit weiteren Achtsamkeitsobjekten zu üben.

Atembetrachtung

Die Atemmeditation hat eine sehr alte Tradition. Durch den Atem verbinden wir uns in Sekundenschnelle mit dem Augenblick und spüren, wie es unserem Körper und damit auch uns selbst geht. Dabei können wir einige Beobachtungen machen, beispielsweise:

- Ist der Atem schnell oder langsam, flach oder tief?
- Ist er gerade stockend, und ich halte die Luft an, oder fließt er regelmäßig?

Dabei geht es nicht darum, den Atem zu verändern oder seine Qualität zu beurteilen. Die Atembetrachtung kann vielmehr ein Signal an unseren Körper sein: Ich wende mich dir freundlich zu, weil ich mich dafür interessiere, wie die aktuelle Lage so aussieht!

Der vertraute Atemzug. Auch wenn sich der Atem von Situation zu Situation verändert, ist er gleichwohl eine Konstante in unserem Leben. Wir können wahrnehmen, wie die Luft in die Nase einströmt und etwas wärmer wieder ausströmt, wir können das Heben und Senken des Brustkorbs spüren oder fühlen, wie sich die Bauchdecke bei jedem Atemzug sanft weitet und wieder zurückbewegt. Diese Wahrnehmungen begleiten uns von der Geburt bis zum Tod, und wir können in jeder Situation auf sie zurückkommen – egal wie aufreibend, ängstigend, wundervoll oder monoton sie sein mag.

Die folgende Atembetrachtung ist als Anregung zwischendurch gedacht, um unseren inneren Anker, wie der Atem auch häufig genannt wird, auszuwerfen und uns mit dem gegenwärtigen Augenblick zu verbinden. Auch sie taucht als Einladung zum unmittelbaren Innehalten und als Übungsmöglichkeit an verschiedenen Stellen des Buches immer wieder auf.

Übung • Atembetrachtung

Nehmen Sie sich einen Moment Zeit. Wenn Sie möchten, schließen Sie die Augen. Dann wenden Sie die Aufmerksamkeit dem Atem zu. Schenken Sie ihm einfach dort Aufmerksamkeit, wo Sie ihn am deutlichsten spüren – das kann in der Nasenregion, im Brustkorb oder im Bauchbereich sein.

Spüren Sie, wie der Atem den ganzen Körper sanft wiegt. Folgen Sie den Bewegungen des Atems, ohne ihn zu bewerten oder ändern zu wollen. Nehmen Sie den Impuls zum Einatmen, zum Ausatmen und die kleine Pause dazwischen wahr.

Wenn Gedanken an andere Dinge kommen, nehmen Sie einfach zur Kenntnis, dass Sie abgeschweift sind und kehren Sie wieder sanft aber bestimmt zur Betrachtung des Atems zurück.

Öffnen Sie die Augen nach etwa zwei bis drei Minuten wieder und spüren Sie nach.

Möglicherweise entdecken Sie inneren Widerstand, wenn Ihnen das Atemsymbol oder das Symbol für das Sinnesbad beim Lesen begegnen, oder wenn im weiteren Verlauf Vorschläge für längere Achtsamkeitsübungen folgen. Vielleicht mögen Gedanken auftauchen wie:

- »Ja, schön und gut, aber doch nicht jetzt«, oder
- »Erst noch schnell das Kapitel fertiglesen«, oder
- »Nein, derzeit bin ich wirklich nicht in der Stimmung dazu!«

Derartige Widerstände kennen sicher die allermeisten Menschen. Oftmals sind sie ja auch angemessen – beispielsweise, wenn wir etwas tun sollen, was wir tatsächlich nicht sinnvoll finden.

Möglicherweise haben Sie jedoch auch Interesse, sich mit dem Thema Achtsamkeit praktisch zu beschäftigen. Im Folgenden können Sie sich einen Grund notieren, der Ansporn für die Durchführung der Übungen sein kann, wie zum Beispiel: Ich möchte herausfinden, ob ich durch Achtsamkeitspraxis meine Zwangsgedanken gelassener betrachten kann … (Sie finden das Arbeitsblatt 1 »Ansporn zur Achtsamkeitsübung« auch in den Online-Materialien zum Download.)

Mein Ansporn zur Achtsamkeitsübung:

....

....

....

....

....

6.4 Eine Situation achtsam erleben: Was bedeutet das?

Gehen wir zurück zu Eric, der nach seinem anstrengenden Arbeitstag auf dem Balkon Platz nimmt. Wie würde sich seine Situation verändern, wenn er die innere Kraftquelle der Achtsamkeit nutzen würde? Die Erwartungen seiner Mutter und die Anforderungen des Alltags blieben die gleichen; auch die Müdigkeit wäre noch da.

Genussmomente zulassen. Eric würde vielleicht beim Betreten des Balkons bemerken, dass Gedanken an die Planung des kommenden Tages auftauchen; womöglich würde ihm auch ein unangenehmes Gefühl in der Magengegend bewusst werden. Er könnte sich an seine eigentliche Absicht erinnern, das verdiente Glas Bier auf dem Balkon zu genießen und für den späteren Abend ein paar Minuten zur Planung veranschlagen. Dann könnte er bewusst das kühle Glas in den Händen spüren, die Stille um sich herum wahrnehmen und die Aufmerksamkeit auf den Geschmack seines Getränks lenken. Wahrscheinlich würde er auch seine Müdigkeit und Unruhe spüren, sich aber nicht dafür verurteilen oder versuchen, diese Gefühle abzuschalten. Er würde vielleicht den Geruch von frisch gemähtem Gras wahrnehmen, der aus dem Nachbargarten aufsteigt, und das Mädchen mit dem Rennrad entdecken, das die gegenüberliegende Kreuzung passiert und dann wieder zwischen den Kastanienbäumen verschwindet. Vermutlich würde er schließlich die Balkontür mit dem Gefühl schließen, den Augenblick ausgekostet zu haben.

Viele Menschen denken zunächst an solche »Genussmomente« wie diesen, wenn sie das Thema Achtsamkeit hören. Achtsamkeit kann ich jedoch in allen möglichen Situationen kultivieren – auch dann, wenn ich unter Zeitdruck stehe oder mich mit schwierigen Gefühlen konfrontiert sehe.

Beispiel

Linda fühlte sich stark unter Druck, wenn sie morgens ihre Kinder anziehen, Pausenbrote schmieren, Frühstück verteilen und alle rechtzeitig in Kindergarten und Schule bringen sollte. Sie bezeichnete sich selbst nicht als Morgenmensch und schwankte regelmäßig zwischen Ärger über die Zumutungen, die das Leben bereits am frühen Morgen in Form verschütteter Milch und unauffindbarer Turnschuhe bereithielt, und Wut auf sich selbst, weil sie die kleinen Herausforderungen des Alltags scheinbar überforderten. Das Annehmen einer achtsamen Haltung empfand sie unerwartet als Unterstützung: Indem sie übte, die aktuellen Eindrücke bewusst wahrzunehmen, war sie in Gedanken nicht bereits bei der übernächsten Aufgabe. Das entspannte sie etwas, da sie früher schon beim Einräumen der Spülmaschine besorgt an mögliche Staus auf dem Schulweg gedacht hatte. Darüber hinaus verurteilte sie sich nicht mehr für ihre morgendliche Gereiztheit. Indem sie bewusst den Boden unter den Füßen wahrnahm, Blickkontakt zu den Kindern hielt und beim Apfelschneiden ihren Atem spürte, fühlte sie sich etwas wie ein Baum, dem festere Wurzeln gewachsen waren. Der »Sturm des Alltags« war morgens zwar heftig, aber zu bewältigen.

Wir alle sind im Alltag mal mehr, mal weniger achtsam. Vielleicht möchten Sie einmal einige Tage darauf achten und notieren, in welchen Situationen es Ihnen besonders leicht fällt, sich offen und mit freundlichem Interesse auf den jeweiligen Augenblick einzulassen, und welche Situationen von wenig Achtsamkeit geprägt sind.

Möglicherweise gibt es immer wiederkehrende Tätigkeiten oder Orte, an denen Sie sich ganz »bei sich« erleben, und andere, an denen Sie sich in schwierige Gefühle oder aufdringliche Gedanken an die Vergangenheit oder Zukunft verstrickt fühlen.

Welches sind Ihre persönlichen Achtsamkeitsinseln?

Erste Einladung zum Sinnesbad

- Was alles geschieht gerade jetzt in diesem Augenblick?
- Was können Sie sehen, hören, riechen, fühlen, schmecken?

Viele Menschen mit Zwängen beschreiben Situationen mit Zwangsritualen als sehr gegensätzlich zu einer achtsamen Haltung, da die Aufmerksamkeit entweder durch bestimmte Zwangsreize *entführt* wird, oder der Eindruck entsteht, *ganz neben sich zu stehen*, im Extremfall *wie in einem Nebel oder weit weg zu sein.* Häufig spricht man in diesem Zusammenhang auch von

»Unvollständigkeitserleben«. Im Internet findet sich u.a. ein frei zugängliches Video von Willi Ecker, in dem Umgangsmöglichkeiten mit Unvollständigkeitserleben lebendig dargestellt werden (https://www.youtube.com/watch?v=ChCCd2Eplj0, letzter Aufruf 7.2.2023).

Auf den folgenden Seiten werden wir uns näher mit dem Zusammenhang zwischen Achtsamkeit und Zwang befassen.

7 Achtsamkeit und Zwang

Die Zwangsstörung als Gegenpol zur Achtsamkeit
Fabrizio Didonna ist ein italienischer Psychologe und hat sich viel mit dem Zusammenhang zwischen Zwängen und Achtsamkeit beschäftigt. Er hat einmal die These aufgestellt, dass Zwänge in genau entgegengesetzter Richtung zu einer achtsamen Grundhaltung stehen.

Tatsächlich spricht einiges dafür. Die Achtsamkeit ist eine Art Gegenpol zu Zwangssymptomen, die aus der Umklammerung des Zwangsdrachens befreien kann.

7.1 Den Aufmerksamkeitsräuber verabschieden

Beispiel

Aaron litt unter Zwangsvorstellungen, jemanden unabsichtlich angerempelt und verletzt zu haben. Wenn er die Straßenbahn verließ, grübelte er während des gesamten Heimwegs durch die leeren Straßen darüber nach, wen er während der Fahrt berührt und gefährdet haben könnte. Dadurch nahm er nicht einmal mehr wahr, ob es nieselte oder die Sonne schien – er fühlte sich von den Gedanken an die Straßenbahnfahrt völlig absorbiert.

Wie schon erwähnt, *kidnappt* der Zwang die Aufmerksamkeit sehr häufig für eigene Zwecke. Er entführt in die Vergangenheit, um vermeintlich gefährliche Verhaltensweisen zu identifizieren:

- »Habe ich in einem Raum das Licht brennen lassen?«
- »War an der Türklinke vielleicht ein Blutfleck?«

Er lässt uns sorgenvoll in die Zukunft blicken:

- »Was, wenn mein Vater jetzt stirbt, weil ich rechts herum gelaufen bin?«,
- »Wird meine Tochter beim Kinderarzt mit HIV infiziert?«

Und er lenkt die Aufmerksamkeit in der Gegenwart auf Details, die im Grunde nur ihn interessieren:

- »Stehen die Bücher im richtigen Abstand zueinander?«
- »Ich muss die Katzenaugen bis zum nächsten Verkehrsschild zählen!«

Dem Zwang entgegenwirken. Wenn ich die Aufmerksamkeit auf das Seh-, Riech-, Hör- und Fühlbare in der Außenwelt richte, das sonst noch zu mir gelangt, wenn ich meine Gefühle und die Signale meines Körpers wahrnehme, verblassen die Reize des Zwangs oft ein wenig: Wir setzen der »Märchenwelt des Zwangs« etwas Greifbares entgegen. Wie wir noch sehen werden, können diese Eindrücke nicht nur die Wahrnehmung des Zwangs abschwächen, sondern auch inneren Abstand von den Zwangsinhalten fördern und uns Energie schenken, das zu tun, was uns wirklich wichtig ist.

Wir können uns unsere Aufmerksamkeit auch wie ein Gefäß vorstellen, das mit einer bestimmten Menge an Flüssigkeit gefüllt ist. Wenn wir den realen Sinnesreizen Aufmerksamkeit zufließen lassen, bleibt weniger für den Zwang übrig.

Es kostet erfahrungsgemäß Übung, die vom Zwangsdrachen entführte Aufmerksamkeit wieder zurückzugewinnen. Das folgende Experiment kann ein erster Schritt dazu sein:

Was ist sonst noch da?

Falls Sie unter Zwängen leiden, möchten Sie vielleicht beim nächsten Mal, wenn Zwangsgedanken auftauchen, darauf achten, wohin Sie Ihre Aufmerksamkeit ausrichten. Manchmal ist es gar nicht so leicht, im richtigen Moment an diese Aufgabe zu denken. Der Umgang mit Zwangsgedanken kann mitunter sehr automatisiert ablaufen. Wenn Sie merken, dass der Zwang die Aufmerksamkeit auf bestimmte Dinge lenkt, benennen Sie das innerlich (z. B.: »Aha, ich scanne den Boden nach Körperflüssigkeiten ab.«). Vielleicht bemerken Sie auch, dass Sie sich um die Zukunft sorgen oder an Gefährdungen aus der Vergangenheit haften. In diesem Fall können Sie auch das benennen (z. B.: »Okay, ich hänge gedanklich noch an den Elektrogeräten meiner Wohnung fest.«).

Stellen Sie sich anschließend die Frage: »Was ist sonst noch da?«
Benennen Sie anschließend ein paar andere Sinneseindrücke, die Sie in diesem Augenblick wahrnehmen können (z. B. »Okay, ich scanne den Boden ab - und gleichzeitig spüre ich den Teppich unter den Füßen. Ich sehe außerdem das Gemälde an der Wand und höre, wie jemand auf der Straße vor sich hin pfeift.«).

Wiederholen Sie dieses Aufmerksamkeitsexperiment einige Male und beobachten Sie einfach, was geschieht.

7.2 Den Zwangsgedanken den Schrecken nehmen

Beispiel

Fred wurde ständig von Zwangsgedanken verfolgt, er könne seine Schwester gegenüber anderen Familienmitgliedern inzestuöser Absichten bezichtigen und sie dadurch schädigen. Er wusste, dass es keinerlei Anhaltspunkte für diesen Verdacht gab – seine Schwester hatte sich ihm gegenüber immer korrekt verhalten und ihm nie »Avancen« gemacht. Darüber hinaus war er im Alltag immer sehr bemüht, es allen recht zu machen und niemanden zu schädigen. Trotzdem schossen ihm die Gedanken immer wieder durch den Kopf, sobald sich ein Familientreffen anbahnte oder auch nur das Telefon klingelte. Er fühlte sich elend. Wie konnte er nur auf diese schrecklichen Gedanken kommen? War er in seinem innersten vielleicht ein Monster, das nur danach lechzte, andere zu zerstören?

Da der Zwang oft als Zerrspiegel eigener Werte auftritt und sich diejenigen Dinge »herauspickt«, die am meisten Angst machen, lösen Zwangsgedanken häufig eine massive Verunsicherung, Scham oder Beklemmung aus.

Atembetrachtung

Nehmen Sie sich einen Moment Zeit. Wenn Sie möchten, schließen Sie die Augen. Dann wenden Sie die Aufmerksamkeit dem Atem zu. Schenken Sie ihm einfach dort Aufmerksamkeit, wo Sie ihn am deutlichsten spüren – das kann in der Nasenregion, im Brustkorb oder im Bauchbereich sein.

Spüren Sie, wie der Atem den ganzen Körper sanft wiegt. Folgen Sie den Bewegungen des Atems, ohne ihn zu bewerten oder ändern zu wollen. Nehmen Sie den Impuls zum Einatmen, zum Ausatmen und die kleine Pause dazwischen wahr.

Wenn Gedanken an andere Dinge kommen, nehmen Sie einfach zur Kenntnis, dass Sie abgeschweift sind und kehren Sie wieder sanft aber bestimmt zur Betrachtung des Atems zurück.

Öffnen Sie die Augen nach etwa zwei bis drei Minuten wieder und spüren Sie nach.

Mit einer achtsamen Grundhaltung betrachten wir Gedanken als Ereignisse im Kopf, die auftauchen und wieder verschwinden wie ein lauter Güterzug oder düstere Gewitterwolken am Himmel – wir müssen uns nicht mit ihnen identifizieren, wir müssen sie nicht einmal persönlich nehmen. Auch das Bild eines krächzenden Papageis, der auf der Schulter sitzt, finden einige Menschen hilfreich.

Zwangsgedanken benennen. Auch wenn Sie mit etwas innerem Abstand wissen, dass Zwangsgedanken nur Zwangsgedanken sind, erscheinen sie im Moment ihres Auftretens möglicherweise dennoch als ernst zu nehmende Hinweise auf Gefahren. Um sich daran zu erinnern, dass Sie es mit Zwangsgedanken zu tun haben, können Sie diese im Moment ihres Auftretens benennen:

Sobald Sie die absurden, gewaltsamen oder beklemmenden Vorstellungen und Bilder in Ihrem Kopf wahrnehmen, können Sie schlicht Notiz von ihnen nehmen, auch wenn Sie nicht von ihnen begeistert sein mögen. Sie können sie benennen (»Okay, da bist du also wieder, Zwangsgedanke.«). Oder Sie bringen ihnen zumindest Ihre Skepsis entgegen (»Hm, du hörst dich an, als wärst du ein Zwangsgedanke. Dich kenne ich!«).

Dadurch ist es leichter möglich, nicht in den Strudel des Zwangs hineingerissen zu werden, sondern alles aus sicherer Entfernung zu beobachten. Ein Fachbegriff für diesen Effekt ist »Decentering«. Auch hierzu ein kleines Experiment:

Übung • Ich erkenne dich, Zwang!

Wenn nächstes Mal ein Zwangsgedanke auftaucht, können Sie sich ganz bewusst deutlich machen, dass es sich nur um einen Zwangsgedanken handelt, so als würden Sie den Gedanken innerlich mit einem Etikett versehen.Sagen Sie sich z. B. »Das hier ist ein Zwangsgedanke!« Oder, wenn Sie etwas persönlicher mögen: »Hallo Zwang, da bist du ja wieder!«

Erwarten Sie von diesem kleinen Experiment keine Wunder. Gerade wenn Sie lange Zeit auf Zwangsgedanken in anderer Weise reagiert haben, ist es in der Regel nicht leicht, den unangenehmen Vorstellungen innerlich ein Etikett aufzukleben, als handele es sich um Weinflaschen. Seien Sie geduldig mit Ihrem Gehirn! Darüber hinaus ist das Etikettieren in der Regel auch nur der erste Schritt. Wir werden noch weitere Möglichkeiten der inneren Distanzierung kennenlernen.

7.3 Den Zwangsdrachen huckepack nehmen

Beispiel

Sabrina wurde die meiste Zeit des Tages von Zwangsgedanken verfolgt, sie könnte sich unbemerkt mit HIV infiziert haben und andere Menschen anstecken. Die Sicherheitsvorkehrungen reichten von ständigem Handschuhe-Tragen über das Vermeiden von öffentlichen Orten bis zum Absagen von Terminen mit Freundinnen. Wenn sie unter einem Vorwand an gemeinsamen Treffen der Clique nicht teilnahm, überfiel sie oft eine starke Traurigkeit. Es fühlte sich an, als ob das Leben an ihr vorbeizöge, während die anderen Menschen nach Lust und Laune ihren Interessen nachgingen.

Sabrinas Problem ist vielen bekannt: Der Zwang kann Betroffene so sehr in seine eigenen Gesetze verstricken, dass persönliche Werte und Ziele unberücksichtigt bleiben. So war Sabrina im Grunde ein geselliger Mensch und empfand den Austausch mit anderen Menschen als große Bereicherung. Dennoch verlor sie sich immer wieder in Zwangsritualen und Vermeidungsverhalten.

Abstand gewinnen. Wenn wir achtsam sind, nehmen wir bewusst wahr, wo wir stehen. Es fühlt sich ein wenig so an, als würden wir das Schwimmbecken unserer wuselnden Gedanken und Gefühle verlassen und vom Dreimeterbrett aus das Treiben mit etwas Abstand betrachten. Wir beobachten vermutlich auch unseren Widerstand und unsere Angst, schwierige Situationen anzugehen. Gleichzeitig können wir durch den klaren Blick auf die Dinge Einsicht darüber erlangen, was uns wirklich antreibt, und unsere Kräfte für das bündeln, was uns wichtig ist.

Einen Drachen im Gepäck. Dadurch werden die unangenehmen Empfindungen zunächst nicht automatisch kleiner, und auch der Zwangsdrache wird weiterfauchen und uns mit seinen Schauergeschichten zu beeindrucken versuchen. Wir können ihn jedoch – bildhaft gesprochen – in unseren Rucksack stecken und dorthin mitnehmen, wo wir eigentlich sein möchten: beim Treffen mit Freunden, zum Einkaufen in der Stadt oder an unserer Arbeitsstelle.

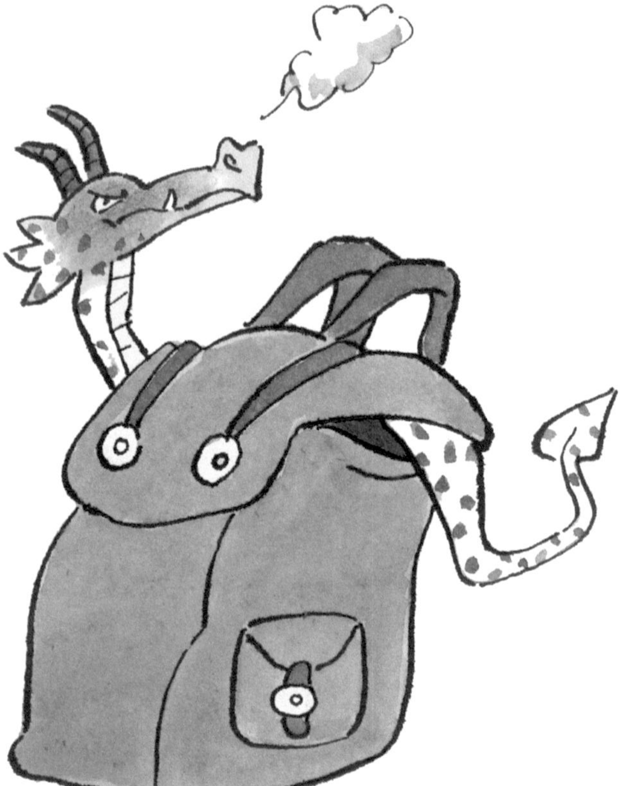

Abbildung 3 Zwangsdrachen im Rucksack

Dabei kann es sein, dass die Unternehmung durch unser schweres Gepäck zunächst sehr anstrengend ist. Aber die meisten Menschen empfinden es als hilfreich, sich dennoch denjenigen Dingen zuzuwenden, die ihnen wichtig sind und den Zwang dadurch in seine Schranken zu weisen.

Übung • Was brauche ich gerade?

Vielleicht ist es Ihnen möglich, während des nächsten Zwangsrituals einmal einen Moment innezuhalten.

Sie können sich fragen:

- »Was brauche ich gerade?
- »Was würde mir in diesem Augenblick *wirklich* guttun?«

Die Entdeckungen können sehr banal sein, z. B.

- »Ich fühle mich hundemüde und der Rücken tut mir weh. Wenn ich wirklich für mich sorgen würde, ginge ich jetzt ins Bett und würde aufhören, diese Duschwanne zu schrubben«.
- Oder: »Ich fühle mich isoliert und traurig. Alle um mich herum auf dem Geburtstag unterhalten sich angeregt, und ich muss immer wieder diese Heizungslamellen zählen. Wie gerne würde ich diesen ganzen Mist sein lassen und mitfeiern.«

In diesem ersten Schritt geht es zunächst nur darum, die eigenen Wünsche und Bedürfnisse in einer Zwangssituation bewusst zu spüren. Das ist manchmal gar nicht so einfach. Manche Menschen schildern, dass sie sich wie in Trance fühlen, während sie Zwangsrituale ausführen.

Hier kann es ein erster und wichtiger Schritt sein, zunächst einmal »zu sich zu kommen«, die eigene Stimmung zu spüren und zu entdecken, welche Bedürfnisse jenseits des Zwangs von Bedeutung sind.

8 Aus dem Vollen schöpfen: die Brille des Zwangs ablegen

Wenn wir uns auf den Augenblick mit allen Facetten einlassen und die Aufmerksamkeit nicht mehr automatisch auf zwangsrelevante Reize fokussieren, ist es, als würden wir die Brille des Zwangs ablegen: Wir sehen die Dinge um uns herum, wie sie sind.

Das »Sinnesbad« und die »Atembetrachtung« sind zwei gute Möglichkeiten, die Aufmerksamkeit immer wieder auf den gegenwärtigen Augenblick zu lenken. Wir üben eine offene, freundliche Haltung unseren Erfahrungen gegenüber ein.

Möglicherweise fällt es jedoch zunächst schwer, diese Haltung in zwangsbehafteten Situationen einzunehmen. Seien Sie geduldig mit sich. Würdigen Sie sich ebenso dafür, wenn Sie zunächst nur in zwangsfreien Situationen mit einer achtsamen Haltung experimentieren.

8.1 Achtsamkeit im Alltag

Routinearbeiten. Eine weiteres Übungsfeld für Achtsamkeit sind Alltagstätigkeiten, die sich immer wiederholen, und denen wir zumeist nicht sonderlich viel Aufmerksamkeit schenken, wie Zähne putzen, Treppen steigen oder Kaffee kochen. In Kursen zur achtsamkeitsbasierten Stressreduktion (MBSR) nach Kabat-Zinn und zu achtsamkeitsbasierter kognitiver Therapie (MBCT) nach Segal, Williams und Teasdale besteht eine Aufgabe darin, eine tägliche Routinetätigkeit für eine Woche lang achtsam auszuführen.

Beispiel

So kann ich das Duschen wählen, sofern ich keine Waschzwänge habe. Ich spüre womöglich, dass ich etwas friere, wenn ich die Duschkabine betrete. Dann nehme ich ganz bewusst das warme Wasser auf der Haut und die Berührungen meiner Hände beim Einseifen wahr. Ich rieche den Geruch des Duschgels und sehe dem Wasser dabei zu, wie es über meinen Körper rinnt.

Es ist faszinierend zu erleben, um wie viel reichhaltiger sich eine Tätigkeit durch eine achtsame Haltung anfühlen kann, die wir ansonsten vielleicht als monoton und langweilig empfinden. Gleichzeitig stellt die Übung eine gute Möglichkeit da, die eigene Fixierung auf Gedanken oder innere Vorstellungsbilder zu bemerken und in hilfreicher Weise darauf zu reagieren. Ich kann beispielsweise beim Duschen feststellen, dass ich mir Sorgen mache, ob der Hautausschlag am Bein vielleicht eine ansteckende Krankheit sein könnte, oder dass ich in Gedanken noch dem Streit mit meiner Partnerin nachhänge. Sobald ich merke, dass ich mit der Aufmerksamkeit abgeschweift bin, kann ich mich wohlwollend wieder an mein eigentliches Ziel erinnern und auf die momentanen Sinnesempfindungen beim Duschen konzentrieren.

Mit dem Geist auf Wanderschaft. Die Aufmerksamkeit schweift am Anfang in der Regel sehr oft ab. Mark Williams, einer der Mitbegründer der achtsamkeitsbasierten kognitiven Therapie, hat für die häufigen Aufmerksamkeitswechsel einmal das Bild von Burgzinnen angeführt: Das quaderförmige Mauerwerk einer Burgzinne besitzt bekanntlich breite Zwischenräume, durch die man hindurchschauen kann. Ebenso entwischt uns der Geist immer wieder, während wir unsere Aufmerksamkeit achtsam auf etwas richten mögen. Das ist nicht weiter tragisch – wir nehmen wahr, dass der Geist auf Wanderschaft gegangen ist und richten die Wahrnehmung wieder aufs Hier und Jetzt – die nächste »Burgzinne«.

Manchmal werden wir auf eine lange innere Reise davongetragen, bei der wir uns in Tagträumen verlieren. Machen Sie sich deswegen keine Vorwürfe. Gerade Menschen mit Zwängen sind es häufig sehr gewohnt, mit der Aufmerksamkeit »im Kopf« zu bleiben, und der Fokus auf Sinneswahrnehmungen kann sich relativ fremd anfühlen. Da heißt jedoch nicht, dass eine achtsame Haltung nicht möglich wäre: Genau in dem Augenblick, indem wir entdecken, dass wir innerlich »davongewandert« sind, sind wir ja achtsam – sonst würden wir es nicht bemerken.

Den Geist wieder zurückholen. Entscheidend ist vielmehr, wie wir uns zurückholen, wenn wir abgeschweift sind. Achtsamkeit im Sinne einer freundlichen, nicht verurteilenden Haltung gegenüber den Dingen lässt sich nämlich genau an dieser Stelle trainieren. Wie das folgende Beispiel zeigt.

Beispiel

Als **Wolfgang** mit Achtsamkeitsübungen begann, fühlte er sich beim Üben nicht sonderlich wohl. Es war, als würde ständig ein strenger Beobachter neben ihm stehen, der drohend den Zeigefinger hob, wenn er »versagte« und sich in Gedanken an Zukunft und Vergangenheit innerlich aus der Situation entfernt hatte. Als ihm bewusst wurde, wie sehr er sich mit dieser strengen Haltung sich selbst gegenüber unter Druck setzte, versucht er eine freundlichere Umgangsweise mit sich zu finden. Dabei half es ihm, sich das Bild eines Freundes vor Augen zu führen, der gerne schmunzelte, wenn Wolfgang ihm kleine Unperfektheiten »beichtete«. Als es ihm gelang, sich freundlicher in den Augenblick zurückzuholen (»Hey mein Lieber, komm zurück«), nahm auch der Druck beim Üben ab und er begann sogar, die Übung zu genießen.

Zum persönlichen Training, um mit einer wohlwollenden Haltung wieder ins Hier und Jetzt zu gelangen, bietet sich auch das folgende Experiment an:

Übung • Mein Wochenexperiment

Wählen Sie eine Tätigkeit, die Sie täglich durchführen, wie etwa Treppen steigen, Zähne putzen, Tee trinken oder sich Ankleiden.

Zu Übungszwecken ist es günstig, zunächst eine Tätigkeit auszuwählen, die möglichst wenig oder gar nicht mit Zwängen verbunden ist.

Versuchen Sie dann eine Woche lang, die Tätigkeit bewusst auszuführen, indem Sie genau auf die dabei auftretenden Sinneswahrnehmungen und Empfindungen achten.

Wenn Sie merken, dass Sie in Gedanken abschweifen, bringen Sie sich einfach wieder mit Freundlichkeit zum gegenwärtigen Augenblick zurück.

Manchmal drängt sich der Zwang besonders intensiv herein, wenn wir uns auf etwas anderes konzentrieren wollen. Ein Patient wurde beispielsweise ständig von dem Gedanken überrascht, dass er etwas Wichtiges im Zug vergessen haben könnte. Während er eigentlich bewusst das Treiben auf der Straße beobachten und dem Stimmengewirr in der Fußgängerzone lauschen wollte, ließ ihm dieser Gedanke keine Ruhe mehr. Rückblickend empfand er es, als würde er mechanisch wie ein Aufziehvogel durch die Gegend laufen. Alle anderen Sinnesempfindungen schienen ausgeblendet, während sein Kopf Schwerstarbeit beim Rekapitulieren der letzten Schritte leistete.

Verzagen Sie nicht, wenn der Zwangsdrache anfangs viel Aufmerksamkeit einfordert. Registrieren Sie, dass der Zwang sich gerade wieder meldet. Richten Sie dann die Aufmerksamkeit so gut es Ihnen möglich ist auf alle Sinnesreize, die die momentane Situation bereithält.

Übung • Einladung zum Sinnesbad

Schauen Sie für einen Moment auf. Was alles geschieht gerade jetzt, in diesem Augenblick? Was können Sie sehen, hören, riechen, fühlen, schmecken?

8.2 Hör- und Sehmeditation

Häufig kann es sinnvoll sein, das »Sinnesbad« noch intensiver zu üben. Dabei können Sie eine bestimmte Sinnesqualität aussuchen, der Sie besondere Aufmerksamkeit schenken möchten.

Hörmeditation

Möglicherweise fragen Sie sich nun, warum Sie Hörmeditation üben sollten, wenn Sie eigentlich unter Zwängen leiden. Zum einen bietet die Hörmeditation eine gute Möglichkeit, mit dem Achtsamkeitsprinzip noch besser vertraut zu werden. Zum anderen üben wir mit dem aufmerksamen, nicht wertenden Wahrnehmen von Geräuschen eine Haltung, die auch in Bezug auf Zwangsgedanken hilfreich sein kann.

Tatsächlich gibt es zwischen Hörreizen und (Zwangs-)Gedanken einige interessante Parallelen:

- **Unkontrollierbarkeit:** (Zwangs-)Gedanken ereignen sich in unserem Kopf wie Geräusche aus der Außenwelt, ohne dass wir sie aktiv verhindern, die Augen vor ihnen verschließen oder sie festhalten können.
- **Vergänglichkeit:** (Zwangs-)Gedanken tauchen ebenso wie Geräusche auf, mögen für einen Moment besonders intensiv erscheinen und haben auch irgendwann wieder ein Ende.
- **Unabhängigkeit:** Für auftauchende (Zwangs-)Gedanken sind wir ebenso wenig verantwortlich wie für Geräusche aus unserer Umgebung. Sie treten auf, während wir dasitzen und einfach nur lauschen.

Natürlich gibt es viele Geräusche, für die wir direkt oder indirekt verantwortlich sind, wie etwa das Brummen der Kaffeemaschine, die man selbst einschaltet, oder der empörte Aufschrei des eigenen Sohns, wenn man gerade ein Fernsehverbot verhängt. Wenn wir Hörmeditation praktizieren, kommen wir jedoch selbst zur Ruhe. Wir nehmen uns Zeit, ähnlich einer Antenne alle Hörreize wahrzunehmen, ihnen für einen Augenblick Aufmerksamkeit zu schenken und sie innerlich wieder fallen zu lassen.

Die richtige Position finden. Bevor Sie die Hörmeditation für sich ausprobieren, möchte ich gerne ein paar Anregungen zur Sitzhaltung geben, die auch weitere Übungen im Sitzen betreffen. Die Anregungen möchten jedoch nur eine Empfehlung sein und keine Vorschrift. Mit einer aufrechten und entspannten Haltung können wir unseren Geist darin unterstützen, sich ungestört zu bewegen und zur Ruhe zu kommen. Sitzen wir hingegen angespannt da oder belasten den Körper einseitig, ist es schwieriger, sich ganz auf die Übung einzulassen. Strengen Sie sich jedoch beim Finden einer richtigen Sitzposition nicht allzu sehr an. Manche Menschen berichten, dass sich zu Beginn ihrer Meditationspraxis keine Position so »richtig gut« angefühlt hat. Später wollten sie »ihre« Meditationshaltung jedoch nicht mehr missen. Allerdings müssen Sie auch nicht in einer absolut unbequemen Position verharren. Wenn Sie ein starkes Bedürfnis nach Änderung der Sitzposition wahrnehmen, experimentieren Sie einfach mit einer neuen Haltung.

Vorbereitung

Den richtigen Platz finden. Suchen Sie sich für die Übung eine Stelle in der Wohnung, einen Platz in der Natur oder einen anderen Ort (z. B. eine Parkbank), an dem Sie sich wohl und ungestört fühlen. Wenn Sie die Übung zuhause durchführen, können Sie ebenso einen bequemen Sessel wie ein Meditationskissen wählen, auf dem Sie am Boden Platz nehmen. Wichtig ist, dass Sie möglichst entspannt und gleichzeitig würdevoll und aufnahmebereit sitzen können. Falls Sie auf einem Meditationskissen sitzen möchten, ist es praktisch, stabilen Kontakt zum Boden zu haben. Dazu können Sie die Beine leicht überkreuzen oder gefaltet voreinander legen, sodass sich das Becken etwas höher befindet als die Knie. Manche setzen sich auch lieber in den Fersensitz und legen ein Kissen unter das Gesäß. Die Arme können Sie auf den Knien oder der Stuhllehne ablegen, oder aber im Schoß ruhen lassen. Es hat sich bewährt, die folgende Hörmeditation einige Male auszuprobieren, um damit immer besser vertraut zu werden.

Angeleitete Kurse besuchen. Viele Menschen empfinden es auch als hilfreich, einen Kurs zu belegen, um Achtsamkeitsübungen angeleitet und im Austausch mit anderen Teilnehmern systematisch kennenzulernen. Sehr gut eignet sich dafür die achtsamkeitsbasierte Stressreduktion nach Jon Kabat-Zinn (MBSR). Insbesondere für Teilnehmer, die bereits mehrfach im Leben von depressiven Episoden betroffen waren, kann die achtsamkeitsbasierte kognitive Therapie nach Zindel Segal, Mark Williams und John Teasdale (MBCT) ein hilfreicher Kurs sein, um weiteren depressiven Episoden vorzubeugen. Das Konzept ähnelt dem MBSR-Programm, enthält jedoch auch Elemente aus der kognitiven Verhaltenstherapie.

Übung • Hörmeditation

Setzen Sie sich nun bequem und gleichzeitig aufrecht hin. Wenn Sie möchten, können Sie die Augen schließen. Spüren Sie für einen Augenblick den Kontakt zum Boden und nehmen Sie die natürliche Aufrichtung des Körpers nach oben wahr. Wenn Sie noch überflüssige Anspannung im Körper wahrnehmen, können Sie sich erlauben, diese loszulassen.

Schenken Sie dem Atem einige Augenblicke lang Ihre Aufmerksamkeit. Wenn Sie möchten, können Sie die Hände auf den Bauch legen, um die sanften Bewegungen des Atems zu spüren.

Richten Sie nun die Aufmerksamkeit auf die Geräusche, die Sie wahrnehmen können. Sie brauchen nichts leisten und sich nicht anstrengen, sondern lediglich freundlich registrieren, welche »Nahrung« an Tonhöhen, Klangfarben und Lautstärken Sie an dem Ort, wo Sie sich befinden, empfangen. Das können Geräusche aus dem Körper sein, wie das Knurren des Magens, Geräusche aus dem unmittelbaren Umfeld – etwa das Ticken einer Uhr – oder weit entfernte Geräusche, etwa ein vorbeifahrendes Auto auf der Straße.

Wenn Sie möchten, können Sie die Geräusche benennen, etwa »da ist das Bellen eines Hundes« oder »draußen lacht ein Kind«.

Vielleicht spüren Sie eine leichte Reaktion auf die Geräusche: ein kleiner Widerstand, Entspannung oder Neugier. Das geht uns allen mehr oder weniger so: Emotionale Reaktionen auf die Dinge entstehen meist ganz automatisch und unvermittelt. Registrieren Sie einfach Ihre Reaktion und widmen sich wieder den Geräuschen, ohne sie weiter zu bewerten oder sich in Gedanken darüber wegtragen zu lassen.

Bei länger anhaltenden Geräuschen können Sie vielleicht ihre Entstehung wahrnehmen, den Lautstärkegipfel und ihr allmähliches Verebben.

Achten Sie auch auf die Stille zwischen den Geräuschen und deren Klang.

Beenden Sie die Übung, indem Sie die Augen wieder öffnen und bewusst die anderen Sinne in die Aufmerksamkeit miteinbeziehen.

Sehmeditationen

Natürlich können Sie auch mit anderen Sinnesqualitäten üben und beispielsweise eine Sehmeditation durchführen. Das Prinzip ist das Gleiche. Der einzige Unterschied besteht darin, auf optische Reize zu achten. Allerdings kann es hilfreich sein, einen Fokus zu wählen:

Manche ziehen es vor, den Blick aus dem Fenster als Übungsfeld zu nutzen, andere experimentieren damit, die Gegenstände des eigenen Wohnzimmers einmal näher mit den Augen zu erkunden. Es kann jedoch auch ein noch enger umschriebener Bereich sein wie etwa die vor uns liegende Schreibtischoberfläche.

Dabei geht es nicht darum, alles fotografisch genau zu erfassen, sondern einfach spielerisch zu entdecken, was es zu sehen gibt:

- Farben, Formen und Schattierungen,
- Oberflächenbeschaffenheiten von Gegenständen,
- unterschiedliche Lichteinfälle,
- oder auch Bewegungen (wie etwa die im Wind schaukelnden Blätter des Baumes vor dem Fenster)

8.3 Den eigenen Körper bewohnen: Körperübungen zur Achtsamkeit

Menschen mit Zwängen berichten häufig, dass sie ihren Körper kaum oder nur verzerrt spüren, wenn sie von Zwangsgedanken gequält werden oder Zwangsrituale ausführen.

Wie die folgenden Beispiele zeigen, können die Empfindungen jedoch sehr unterschiedlich sein:

- »Wenn ich in meinen Grübelzwängen gefangen bin, bestehe ich nur noch aus einem riesigen Kopf – der Körper ist wie ausgeschaltet.«
- »Wenn ich meine Putzzwänge ausführe, fühlt sich mein Körper hart und undurchlässig an. Erst hinterher, wenn alles wehtut, spüre ich, wie ich meine Muskeln angespannt haben muss.«
- »Wenn die Zwangsbefürchtungen stark sind, fühle ich unterschwellig ständig ein Brennen in der Brust. Alles andere ist wie betäubt.«
- »Wenn die aggressiven Zwangsgedanken wieder zuschlagen, kann ich oft meine Beine nicht mehr spüren. Es ist, als wäre da kein Boden mehr, der mich trägt.«

Körper-Geist-Kontakt. In schwierigen Situationen, insbesondere unter emotionaler Anspannung, fühlt es sich nicht selten so an, als seien Körper und Geist voneinander getrennt. Durch den mangelnden Kontakt zum Körper verlieren wir aber gleichzeitig den wichtigsten Halt, der uns mit der Gegenwart verbindet. Die Gedanken können dann sehr bedrohlich erscheinen, weil wir sie nicht mehr durch den Abgleich mit dem *Hier und Jetzt* enttarnen.

Atembetrachtung

Nehmen Sie sich einen Moment Zeit. Wenn Sie möchten, schließen Sie die Augen. Wenden Sie die Aufmerksamkeit dem Atem zu und verweilen Sie mit der Aufmerksamkeit für ein paar Atemzüge lang dort, wo Sie ihn am deutlichsten spüren.

Wenn Gedanken an andere Dinge kommen, nehmen Sie einfach zur Kenntnis, dass Sie abgeschweift sind und kehren Sie wieder sanft aber bestimmt zur Betrachtung des Atems zurück.

Öffnen Sie die Augen nach etwa zwei bis drei Minuten wieder und spüren Sie nach.

Das Eigenleben von Zwangsgedanken. Erinnern wir noch einmal an Aaron. Wenn Aaron durch die Fußgängerzone schlenderte oder sich in Menschenmengen aufhielt, drängten sich ihm immer wieder Zwangsgedanken auf, er könne soeben jemanden umgestoßen und tödlich verletzt haben. Auch wenn er keinen Grund benennen konnte, warum er eine andere Person zu Tode stürzen sollte, prangten die Gedanken (»Ich habe gerade jemanden ermordet!«) wie Leuchtbuchstaben vor seinem inneren Auge und schienen ein Eigenleben zu führen: Sie waren nicht auszuknipsen; nicht einmal dimmen ließ sich das Licht der grellen Botschaft im Kopf. Manchmal hatte er daraufhin sogar Zeitungsanzeigen vor Augen, in denen er als brutaler und gewissenloser Mörder von der Polizei gesucht wurde.

Trockenübungen helfen. In der Therapie lernte Aaron nicht nur, seinem Körper in derartigen Angstsituationen Aufmerksamkeit zu schenken, sondern probierte das gefürchtete Verhalten auf Anregung seiner Therapeutin auch ansatzweise als »Trockenübung« aus. Dabei testete er innerhalb der Therapiestunde, wie es sich anfühlte, seine Therapeutin im Vorübergehen anzurempeln und aus dem Gleichgewicht zu bringen. Er war erstaunt darüber, wie viel Kraft er aufwenden musste, bis die Therapeutin einen ausgleichenden Schritt zur Seite gehen musste und wie deutlich bereits der Schulterkontakt für ihn spürbar war. Da sich das konkrete Verhalten körperlich sehr eindrücklich anfühlte, konnte er die Gedanken allmählich besser als pure Ängste enttarnen. Von da an fiel es Aaron deutlich leichter, innerlich Abstand von seinen Zwangsgedanken zu entwickeln.

Doch nicht nur die Realitätsprüfung fällt uns schwerer, wenn wir nicht in unserem Körper verankert sind:

Wichtig

Je mehr wir uns von unserem Körper isoliert erleben, desto weniger Spielraum haben wir, die Situation nach unseren Vorstellungen zu gestalten, da uns eine wichtige Rückmeldequelle für *unsere Bedürfnisse* fehlt.

Es ist ein wenig so, wie Auto fahren ohne Armaturenbrett. Wir nehmen nicht wahr, ob unser Tank leer, die Drehzahl zu hoch oder das Tempolimit überschritten ist.

Unser Befinden und unsere körperlichen Reaktionen schaukeln sich gegenseitig in ungünstiger Weise auf. Wir bemerken davon nichts und können daher auch nicht eingreifen. Womöglich sind wir in einer Situation leicht überreizt und dadurch anfälliger für negative Gedanken. Diese Gedanken setzen uns unter Druck und das sympathische, für Anspannung zuständige Nervensystem fährt auf Hochtouren. Dadurch verbrauchen wir zusätzliche Energie und haben noch weniger Reserven, uns auf die Anforderungen des Umfelds einzustellen.

Rechtzeitig gegenlenken. Spüren wir hingegen, was in unserem Körper vor sich geht, können wir oft schon im Kleinen hilfreich darauf reagieren. So können wir etwa unsere Position im Sitzen ändern, wenn wir fühlen, dass wir eine Muskelgruppe zu lange beanspruchen. Tun wir dies nicht, empfinden wir möglicherweise unterschwellig Unwohlsein, ohne zu wissen warum. Möglicherweise nehmen wir erst abends wahr, dass unser Nacken ganz verspannt ist.

Wir registrieren nicht zuletzt auch anhand unserer körperlichen Empfindungen, wenn uns etwas wütend macht oder wir etwas Selbstermutigung gut gebrauchen könnten. Den engen Zusammenhang zwischen Körper und Geist können wir unmittelbar erfahren, wenn wir am ganzen Körper die Muskeln anspannen, die Stirn in Falten legen sowie schnell und flach atmen: Relativ bald stellt sich auch ein Gefühl der Enge und inneren Anspannung ein. Lassen wir die Muskeln hingegen los, legen die Hände auf den Bauch und atmen in den Bauch hinein, entsteht häufig auch ein inneres Gefühl von Raum und Entspannung.

Übung • Leichtes Lächeln

Die Verbindung zwischen Mimik und Befinden wird auch in der Übung zum »Leichten Lächeln« spürbar: Experimentieren Sie damit, in verschiedenen Situationen die Mundwinkel leicht anzuheben – es kann so leicht sein, dass es nicht einmal von außen deutlich sichtbar ist.

Möglicherweise kommt Ihnen die Übung zunächst künstlich vor. Führen Sie sie in der Absicht aus, sich selbst freundliche Zuwendung zu schenken.

Üben Sie das leichte Lächeln etwa morgens beim Aufwachen, an der Bushaltestelle oder beim Arbeiten am Computer. Experimentieren Sie dann auch in Situationen damit, in denen Sie sich angespannt fühlen oder andere unangenehme Gefühle wahrnehmen. Was geschieht?

8.4 Dialog mit dem Körper

Tatsächlich hat unsere Körperhaltung einen deutlichen Einfluss auf unser Erleben. Diese Wechselwirkung zwischen Körper und psychischem Befinden wird als *Embodiment* bezeichnet.

Übung

Vielleicht möchten Sie in den nächsten Stunden und Tagen einmal verstärkt darauf achten, an welchen Stellen im Körper es sich bemerkbar macht, wenn Sie

- sich freuen,
- Traurigkeit oder Kummer spüren,
- ärgerlich über etwas sind oder
- Angst vor etwas haben.

Ist die Stelle klar umgrenzt oder handelt es sich eher um Konturen, die verschwimmen?

Was geschieht, wenn Sie der Stelle, an der Sie das Gefühl körperlich spüren, Aufmerksamkeit widmen?

Oft ist es einfacher, den Kontakt zum Körper in ruhigen Momenten zu stärken, als sich erst in schwierigen Situationen darauf zu besinnen.

Eine positive Körperbeziehung entwickeln. Während wir uns zunächst den äußeren Sinneserfahrungen und dem Atem gewidmet haben, dienen die folgenden Übungen dazu, den eigenen Körper auf spielerische Art und Weise zu erfahren und eine positive Beziehung zu ihm zu entwickeln oder auszubauen.

Wir alle verknüpfen ganz unterschiedliche Erwartungen und Erinnerungen mit Körperübungen: Während sich der eine an den gnadenlosen Turnlehrer seiner Schulzeit erinnern mag, der die eigenen Bemühungen häufig mit spöttischen Bemerkungen quittiert hat, mag die andere vielleicht Assoziationen an langwierige Dehnungsübungen während eines Kuraufenthaltes haben.

Hilfreich für die drei folgenden Übungen könnten folgende Überlegungen sein:

- Lassen Sie wie auch bei den anderen Achtsamkeitsübungen so gut wie möglich alle Erwartungen fallen. Versuchen Sie, sich frisch und unvoreingenommen auf die auftretenden Erfahrungen einzulassen.

- Wenn Sie eigene Leistungsansprüche (etwa: »Das müsste jetzt doch besser gehen!«) bemerken, lassen Sie sie los. Machen Sie sich bewusst, dass es nichts zu leisten, nichts zu erreichen gibt.
- Lauschen Sie nach innen. Achten Sie mit Offenheit und Neugier auf die wechselnden Empfindungen Ihres Körpers. Respektieren Sie eigene Grenzen. Vertrauen Sie darauf, dass der Körper in die Übungen »hineinzuwachsen« vermag, je häufiger Sie sie durchführen.

Mini-Kontaktaufnahme

Die erste Übung stellt eine Art »Mini-Kontaktaufnahme« mit dem Körper dar, bei der man die Aufmerksamkeit für einige Augenblicke auf die körperlichen Empfindungen lenkt. Die ausführliche Variante, der *Body Scan*, ist eine bekannte Übung aus dem MBSR und MBCT. Man nimmt sich etwa eine halbe bis dreiviertel Stunde Zeit, um durch die einzelnen Bestandteile des Körpers zu »reisen« und die dabei auftauchenden Empfindungen näher zu erkunden. Diese oft als wertvoll empfundene, detailliertere Variante eignet sich besonders zum Erlernen im Rahmen eines Kurses oder mithilfe einer Audioaufnahme. In einem anderen Buch habe ich die Übung näher beschrieben (»Die Kraft liegt im Augenblick – Depressionen mit Achtsamkeit lindern«).

Die folgende, kurze Version dauert kaum länger als fünf Minuten und lässt sich gut bei ganz verschiedenen Gelegenheiten durchführen:

- sei es morgens nach dem Aufwachen und abends vor dem Einschlafen im Bett,
- an der Ampel,
- beim Kochen oder
- im Wartezimmer beim Arzt.

Während es anfangs nützlich sein mag, die Übung mithilfe des vorliegenden Textes durchzuführen, werden die einzelnen Punkte zunehmend vertraut, sodass die Übung an jedem beliebigen Ort anwendbar ist.

Übung • Kurzer Dialog mit dem Körper

- den Kontakt der Füße mit dem Boden spüren
- die Position der Beine wahrnehmen
- die Empfindungen im Becken- und Bauchbereich registrieren
- die Wirbelsäule und die Aufrichtung nach oben spüren
- Nacken und Schultern spüren
- Gesicht und Kieferbereich spüren
- den Atem spüren, der den Körper durchströmt
- Gibt es Stellen, die sich angespannt anfühlen?
- sich erlauben, loszulassen
- Gibt es Stelle, die sich angenehm und gelöst anfühlen?
- einen Augenblick dort verweilen

Feste Rituale und kleine Erinnerungshelfer. Rebecca fand die Übung zwar hilfreich, um sich neben ihr persönliches »Hamsterrad« der Gedanken zu stellen und wieder mit dem Augenblick zu verbinden. Ihr Problem war jedoch, dass sie meistens vergaß, die Übung durchzuführen. Erst nach etlichen Tagen fiel ihr wieder auf, dass sie eigentlich geplant hatte, regelmäßig zu üben. Als sie feste Zeitpunkte im Tagesablauf einplante (die ersten Minuten nach dem Aufwachen im Bett sowie abends nach dem Zubett-Bringen der Kinder), gelang ihr das regelmäßige Üben bereits etwas besser. Auch kleine Erinnerungssymbole (farbige Klebepunkte, die sie an den PC und das Lenkrad ihres Autos heftete) halfen ihr dabei, die Übung in den Alltag einzubauen.

Übung • Einladung zum Sinnesbad

Schauen Sie für einen Moment auf. Was alles geschieht gerade jetzt, in diesem Augenblick? Was können Sie sehen, hören, riechen, fühlen, schmecken?

Die Wasserpflanze

Manche Menschen berichten, dass es ihnen leichter fällt, über Bewegung in Kontakt mit ihrem Körper zu kommen. Die folgende Übung habe ich im Rahmen einer MBCT-Fortbildung bei Mark Williams kennengelernt. Sie unterstützt auf spielerische Art, Spannungen loszulassen, Energie freizulegen und sich auf die Impulse des Körpers einzulassen, ohne selbst zu viel aktiv »tun« zu müssen.

Übung • Yoga-Übung: Die Wasserpflanze

Stellen Sie sich aufrecht hin, die Füße stehen etwa schulterbreit parallel auf dem Boden, die Knie sind nicht ganz durchgedrückt.

Nehmen Sie das Fließen des Atems wahr und spüren Sie die Aufrichtung des Körpers nach oben.

Stellen Sie sich nun vor, dass Sie eine Wasserpflanze sind, die mit ihren Wurzeln fest auf dem Meeresboden verankert ist. Durch die Strömung werden Sie sanft bewegt, ohne sich anstrengen zu müssen. Die Arme hängen locker herab, während Sie sich langsam nach vorne, hinten, links und rechts bewegen. Probieren Sie aus, wie es sich anfühlt, wenn die Stärke der Strömung variiert. Vielleicht bewegen sich auch Hals und Kopf mit, oder Sie möchten den Oberkörper leicht beugen. Folgen Sie einfach Ihren Bewegungsimpulsen. Weil Ihr Kopf und Ihre Arme biegsame Verästelungen der Wasserpflanze sind, können sie sich auch unabhängig voneinander bewegen. Möglicherweise spüren Sie auch, wie Sie die Bewegungen auf den Fluss des Atems abstimmen möchten.

Stellen Sie sich vor, dass Sie anmutig und gelassen Teil einer wunderschönen Wasserlandschaft sind. Kleine Fische ziehen an Ihnen vorbei und auch andere Pflanzen in Ihrer Umgebung geben sich geschmeidig der Strömung hin.

Wenn Sie die Übung beenden möchten, verkleinern Sie die Bewegungen und halten Sie schließlich in der Mitte inne.

Spüren Sie abschließend nach, wie sich Ihr Körper nun anfühlt. Hat sich im Vergleich zum Anfang etwas verändert?

Sich treiben lassen. Finn fand die Übung mit der Wasserpflanze anfangs etwas eigenartig und ein wenig albern. Warum sollte er sich vorstellen, eine Pflanze tief unter der Meeresoberfläche zu sein? Mit der Zeit begann er jedoch Gefallen daran zu finden, sich unangestrengt zu bewegen und hin- und herpendeln zu lassen – insbesondere wenn er sich unter Druck fühlte oder Verspannungen spürte. Das Bild mit der Meerespflanze half ihm dabei, keine allzu festen Zielsetzungen mit der Übung zu verknüpfen, sondern sich dabei tatsächlich »treiben« zu lassen.

Der Baum

Die dritte Übung, der »Baum« ist eine bekannte Yoga-Position, die das Gleichgewicht fördert. Sie kann insbesondere bei grüblerischem Gedankenkreisen dabei unterstützen, aus dem Kopfkino auszusteigen und wieder Zugang zum Hier und Jetzt zu finden. Darüber hinaus werden alle Muskeln des Körpers miteinbezogen und gestärkt.

Übung • Yoga-Übung: Der Baum

Stellen Sie sich zunächst aufrecht und möglichst entspannt hin. Die Füße sind parallel ausgerichtet, die Fußspitzen zeigen nach vorne. Spüren sie den Boden unter den Füßen und richten Sie den Blick nach vorne. Atmen Sie einige Male ruhig ein und aus. Versuchen Sie dann allmählich das Gewicht auf einen Ihrer beiden Füße zu verlagern, während beide Füße noch den Boden berühren. Beim nächsten Ausatmen heben Sie den anderen Fuß an. Wenn Sie möchten, können Sie ihn zunächst seitlich an den Knöchel des anderen Fußes anlehnen, der das Gewicht trägt. Sie können das Bein jedoch auch hochnehmen und den Fuß am Knie des anderen Beins abstützen. Der Oberschenkel dreht sich dabei zur Seite, sodass das Knie des gehobenen Beins ebenfalls im rechten Winkel zur Seite zeigt.

Die Arme können Sie in die Hüfte stemmen, seitlich halten und die Hände über der Brust zusammenlegen, oder damit experimentieren, die Hände gestreckt über den Kopf zu nehmen und die Handflächen zusammenzubringen.

Der Blick bleibt weiterhin nach vorne gerichtet. Vielleicht möchten Sie einen Punkt in der Mitte fixieren. Achten Sie auf Ihren Atem und spüren Sie, wie all die kleinen Muskeln in dem Gewicht tragenden Fuß arbeiten, um das Gleichgewicht zu halten.

Wenn Sie das Gleichgewicht verlieren, ist das nicht weiter tragisch: Kommen Sie einfach zur Ausgangsposition zurück und konzentrieren Sie sich erneut auf Ihren Atem und Ihre Haltung.

Nach etwa einer Minute – oder bei Bedarf auch nach mehreren Minuten – beenden Sie die Übung. Spüren Sie noch eine Weile in der Ausgangsposition nach. Wie hat sich der Atem verändert? Fühlt sich der Kontakt mit den Fußsohlen anders an als zu Beginn?

Diese Übung hatten wir manchmal in unseren Achtsamkeitskursen in der Klinik als Ergänzung am Ende der Stunde angeboten. Da die Teilnehmenden immer wieder eine Wiederholung wünschten und gerne auch zu Hause mit der Übung experimentierten, wird sie an dieser Stelle mit aufgeführt. Anfangs können Sie sich die Übung vereinfachen, indem Sie mit den Fersen eine Wand berühren. Hilfreich ist außerdem, die Übung einige Male vor dem Spiegel durchzuführen, um eine gerade Haltung zu erleichtern.

Schließlich bietet es sich an, das Standbein auch zu wechseln, um dem Körper auf beiden Seiten die gleiche Übungsmöglichkeit zu bieten. Gleichzeitig geht es nicht in erster Linie darum, den »perfekten Baum« darzustellen oder möglichst viele Sekunden durchzuhalten.

Vielmehr möchte die Übung Gelegenheit dazu geben, die Konzentration auf den Körper zu lenken und alle damit verbundenen Wahrnehmungen freundlich und offen zu erkunden. Für manche Patienten besteht die besondere Herausforderung darin, eigene Erwartungen immer wieder loszulassen und sich neu auf das eigene Körpererleben einzulassen – ganz gleich, ob man die Baumposition zehn Sekunden oder zwei Minuten »durchhalten« kann.

Wahrnehmen ohne zu bewerten. Lisa fühlte sich von der Baumübung angesprochen. Sie führte sie gerne durch, wenn sie sich durch ihre Zwangsbefürchtungen unter Druck gesetzt fühlte. Die Konzentration auf Gleichgewicht und Atem half ihr dabei manchmal, innerlich wieder etwas zur Ruhe zu kommen. Allerdings stellte sich gelegentlich ein Gefühl von Selbstunzufriedenheit ein. Etwa wenn sie merkte, dass sie beim Belasten des linken Fußes schon nach kurzer Zeit »schlapp machte« oder ein Ziehen im Rücken spürte, welches sie als Zeichen ihrer Unsportlichkeit wertete. Als sie versuchte, ihre Bewertungen oder negativen Gefühle schlicht wahrzunehmen, ohne weiter etwas daraus zu machen oder dagegen anzukämpfen, konnte sie sich wieder zunehmend auf die Übung einlassen.

8.5 Körper und Geist in »Zwangssituationen«

Jeder nimmt die körperliche Reaktion auf Zwangsgedanken und Zwangshandlungen etwas anders wahr. Dabei sind bestimmte körperliche Reaktionen ebenso Begleiter des »Zwangsdrachens« wie charakteristische Gedanken und Gefühle.

Wichtig

Um den Zwang zu bewältigen, ist es wichtig, den persönlichen Zwangsdrachen genauer ins Visier zu nehmen und seine Begleiter zu erkunden.

Solange ich den Zwang als bedrohliches Ungetüm wahrnehme aber keine Details erkenne, fällt es schwer, einen hilfreichen Weg zu entdecken. Doch je besser ich mit einzelnen Facetten vertraut bin, desto mehr Möglichkeiten habe ich, gegen den Zwang anzugehen. Tatsächlich ist der Zwang abhängig von seinen Begleitern.

Jede kleine Änderung, die ich vornehme, wird sich auch auf den Zwang auswirken.

Einladung zur Atembetrachtung

Nehmen Sie sich einen Moment Zeit. Wenn Sie möchten, schließen Sie die Augen. Wenden Sie die Aufmerksamkeit dem Atem zu und verweilen Sie mit der Aufmerksamkeit für ein paar Atemzüge lang dort, wo Sie ihn am deutlichsten spüren.

Wenn Gedanken an andere Dinge kommen, nehmen Sie einfach zur Kenntnis, dass Sie abgeschweift sind und kehren Sie wieder sanft aber bestimmt zur Betrachtung des Atems zurück.

Öffnen Sie die Augen nach etwa zwei bis drei Minuten wieder und spüren Sie nach.

Das Zwangstagebuch

Das Zwangstagebuch ist eine systematische Methode, um das »Reich des Zwangs« zu erkunden. Füllen Sie am besten eine Woche lang das Tagebuch immer dann aus, wenn Sie mit Zwangsgedanken zu kämpfen hatten und/oder Zwangsrituale ausgeführt haben.

Als kleine Erinnerung. Zwangsrituale können offen (z.B. als Waschen oder Kontrollieren) oder auch verdeckt im Geiste (z.B. als bewusste »Gegenvorstellungen« zu Zwangsgedanken, als innere Zählrituale etc.) auftreten. In beiden Fällen erkennt man Zwangsrituale daran, dass sie eingesetzt werden, um Anspannung oder Unwohlsein zu reduzieren!

Vergleichen Sie am Ende:

- Was sind die charakteristischsten Zwangsgedanken?
- Von welchen Gefühlen und Körperempfindungen werden sie begleitet?
- Welche Zwangsrituale bestimmen den Alltag?

Beispiel • Ellen protokollierte folgendes in ihrem Tagebuch:

Auslöse-situation	Zwangs-gedanken	Gefühl	Körper-empfindung	Zwangsritual
Falte Wäsche für die Familie zusammen	»in den Kleidern könnte Ungeziefer sein, das meine Kinder mit HIV infiziert«	▶ Anspannung ▶ Angst	▶ angehaltener Atem ▶ die Schultern sind hochgezogen ▶ Es fühlt sich an, als würde mir jemand mit der Faust auf die Brust drücken.	alle Kleidungsstücke vor dem Falten dreimal ausschütteln, nachsehen, ob noch etwas in Ritzen und Taschen steckt

Tagebuch der Zwänge

Im Folgenden finden Sie Gelegenheit, Ihr persönliches Zwangstagebuch zu erstellen. (Sie finden das Arbeitsblatt 2 »Tagebuch der Zwänge auch im Online-Material zum Download).

Tabelle 1 Tagebuch der Zwänge

Auslöse-situation	Zwangs-gedanken	Gefühl	Körperemp-findung	Zwangs-ritual
▶				

Transparenz und Abstand schaffen. Manchmal hilft bereits das Aufschreiben der einzelnen Bestandteile einer »Zwangssituation«, um innerlich ein wenig Abstand zu den belastenden Erfahrungen zu gewinnen. Wir sehen so klarer, was eigentlich geschieht, wenn wir uns dem Zwang ausgeliefert fühlen.

Wichtig

Je mehr wir die »Zwangssituationen« durch unsere Beobachtung beleuchten, desto besser ist es möglich, die Situationen objektiv und nicht verzerrt durch die Brille des Zwangs wahrzunehmen.

Wenn Sie sich noch intensiver mit den Mechanismen des Zwangs auseinandersetzen wollen, können Sie sich folgende Fragen stellen:

- Welche Situationen lösen typischerweise den Zwang aus?
- Treten immer sowohl Zwangsgedanken als auch Zwangshandlungen auf?
- Haben Sie diejenigen körperlichen Symptome wahrgenommen, die Sie erwartet haben, oder hat Sie etwas überrascht?
- Welche Komponente (Gedanken, Gefühle, Körperempfindungen) nehmen Sie in Zwangssituationen am stärksten wahr, welche am wenigsten?

Hat sich durch das Protokollieren der Zwangssituationen etwas an Ihrer Körperwahrnehmung innerhalb der Situationen verändert?

9 Gedanken über Gedanken: mit Achtsamkeit die eigenen Fallen erkennen

9.1 Der Mechanismus des Zwangs

Haben Sie schon einmal überlegt, wie es wäre in die Tiefe zu springen, als Sie auf einem hohen Turm standen? Oder tauchte in Ihrem Kopf ein Bild dazu auf, wie Sie jemandem Schaden zufügen könnten, über den Sie sich sehr geärgert haben? Ertappten Sie sich schon einmal bei Gedanken an ein schreckliches Unglück, das alle Menschen in Ihrem Umfeld treffen könnte? Sicher wären Sie deswegen nicht lebensmüde, gewalttätig oder ein Menschenfeind, sondern höchstwahrscheinlich völlig normal.

Kopfkino. Der bekannte Psychologe Paul Salkovkis hat herausgefunden, dass die allermeisten Menschen von Zeit zu Zeit gewalttätige, schreckenerregende oder einfach seltsame Gedanken haben.

Das ist auch nicht erstaunlich, da unser Verstand täglich etwa 60.000 Gedanken produziert. Er nimmt eine ungeheure Vielzahl von Reizen auf und verknüpft sie mit Erinnerungen, Erwartungen und Ängsten. Dabei entstehen Bilder und Gedanken jeder Qualität: angenehme, hoffnungsfroh stimmende, neutrale und eben auch unangenehme Vorstellungen.

Wichtig

Solange wir die Gedanken als Vorschläge unseres Verstandes sehen, die wir innerlich fallen lassen oder weiter vertiefen können, kommen wir mit der Vielzahl an Angeboten in unserem »Kopfkino« gut klar.

Tatsächlich verdanken wir unserem Verstand auch eine ganze Menge: Wir haben uns ein Leben in Sicherheit geschaffen, in dem wir für ganz unterschiedliche Eventualitäten Lösungswege bereithalten und genießen einen hohen Lebensstandard. Zudem können wir immer wieder unser Verhalten hinterfragen und optimieren.

Der Verstand ruht nie. Unser Verstand ist jedoch nicht unbedingt talentiert darin, sich zurückzuziehen – selbst wenn wir das möchten. Dies wird deutlich, wenn wir uns nur einmal eine Minute in Ruhe hinsetzen und versuchen, an nichts zu denken: Sofort meldet sich der Verstand mit einer Fülle an Kommentaren und Bewertungen. Wenn wir aus der Vielzahl an Gedanken einem bestimmten Gedanken besondere Beachtung schenken, etwa weil wir ihn als bedrohlich einschätzen, befeuern wir unseren Verstand erst recht: Er wird den Gedanken aufblasen wie einen Ballon und ihm immer mehr Bedeutung verschaffen.

Beispiel

Nico hatte es etwas eilig. Ein wichtiges Meeting bei der Arbeit stand an. Als er sich seinem Auto näherte, bemerkte er im Blickwinkel spielende Kinder. Er nahm am Steuer Platz, vergewisserte sich im Rückspiegel, dass die Straße hinter ihm frei war und lenkte den Wagen aus der Parklücke. Erst als er einige 100 Meter gefahren war, schoss ihm der Gedanke durch den Kopf »Ich könnte ein Kind umgefahren haben!«.

Diese Vorstellung war schrecklich. Musste er nicht umdrehen, wenn ihm solch ein fataler Verdacht kam? Handelte er nicht völlig unverantwortlich? Da er sich beeilen musste, um das Büro rechtzeitig zu erreichen, umklammerte er zunächst mit den Händen das Lenkrad und versuchte sich auf die Straße zu konzentrieren. Doch die Gedanken hämmerten weiter in seinem Kopf. Er spürte aufkommende Panik. Sein Herz raste und ihm wurde zunehmend übel. Schließlich konnte er die Anspannung nicht weiter aushalten und wendete in der nächsten Garageneinfahrt, um zurückzufahren und sich zu vergewissern, dass nichts Schreckliches passiert war.

Beispiele wie diese mögen sich für Menschen mit ähnlichen Zwängen beklemmend anfühlen. Andere kennen möglicherweise einschießende Gedanken an schreckliche Fehler beim Autofahren, reagieren darauf jedoch mit Gelassenheit.

Tatsächlich ist nicht der Gedanke an einen unbemerkten Unfall das, was den Zwang ausmacht, sondern seine Bewertung. So könnte Nico im nächsten Augenblick eine Menge nützlicher Bewertungen entwickeln, welche die Befürchtung schnell wieder entkräften, etwa:

- Hey, mach‹ dir keine Gedanken. Du hast im Rückspiegel gesehen, dass die Straße leer war.
- Krass, welche seltsamen Vorstellungen mir kommen, wenn ich im Stress bin. Ich brauche mehr Erholung!
- Der Gedanke ist wenig hilfreich – konzentriere dich auf den aktuellen Verkehr!
- So einen Unfall merkt man. Lass dich nicht verrückt machen!

Einladung zur Atembetrachtung

Nehmen Sie sich einen Moment Zeit. Wenn Sie möchten, schließen Sie die Augen. Wenden Sie die Aufmerksamkeit dem Atem zu und verweilen Sie mit der Aufmerksamkeit für ein paar Atemzüge lang dort, wo Sie ihn am deutlichsten spüren.

Wenn Gedanken an andere Dinge kommen, nehmen Sie einfach zur Kenntnis, dass Sie abgeschweift sind und kehren Sie wieder sanft aber bestimmt zur Betrachtung des Atems zurück.

Öffnen Sie die Augen nach etwa zwei bis drei Minuten wieder und spüren Sie nach.

Vermutlich hätte Nico mit derartigen Bewertungen die Situation emotional anders verarbeitet. Auch seine körperlichen Reaktionen wären anders oder zumindest geringer ausgefallen. Vielleicht wäre er vorübergehend leicht beunruhigt gewesen und hätte eine leichte Anspannung im Schulterbereich gespürt. Es wäre ihm jedoch möglich gewesen weiterzufahren und der Gedanke hätte sein Befinden nicht wesentlich beeinträchtigt.

Zusammenfassung

Nicht die aufdringlichen Gedanken selbst, sondern deren Bewertungen sind das Tor zum Zwang.

Das ist ein wesentlicher Unterschied, den Salkovskis und seine Arbeitsgruppe schon vor vielen Jahren herausgefunden haben. Fatalerweise fühlen sich Menschen jedoch bereits oft für ihre aufdringlichen Gedanken verantwortlich. Dies wäre in etwa so, wie wenn wir uns dafür verurteilen würden, dass Krähen in unseren Garten fliegen und im Gemüsebeet Platz nehmen. In Wirklichkeit beginnt unsere Verantwortung aber erst dort, wo wir uns den Krähen zuwenden und sie mit Vogelfutter versorgen!

Vereinfachend lässt sich der Zwangsmechanismus nach Salkovskis folgendermaßen darstellen:

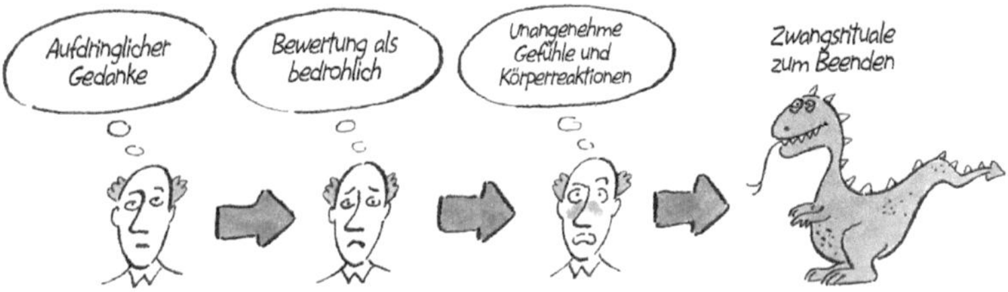
Aufdringlicher Gedanke
Bewertung als bedrohlich
Unangenehme Gefühle und Körperreaktionen
Zwangsrituale zum Beenden

Abbildung 4 Zwangsmechanismus

Eine gesunde Reaktion würde sich hingegen folgendermaßen zeigen:

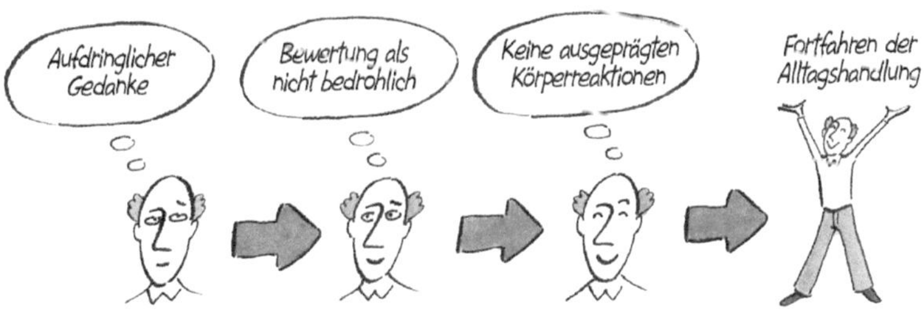
Aufdringlicher Gedanke
Bewertung als nicht bedrohlich
Keine ausgeprägten Körperreaktionen
Fortfahren der Alltagshandlung

Abbildung 5 Gesunde Reaktion

Bei genauerem Hinsehen wird deutlich, dass der dargestellte Zwangsmechanismus in sich selbst durch zwei weitere Prinzipien gestärkt wird:

(1) Die Abnahme der Anspannung durch das Zwangsritual wirkt kurzfristig belohnend: Wir fühlen uns erleichtert. Die Verbindung zwischen der ungünstigen Bewertung, den Emotionen und Körperempfindungen einerseits, sowie dem Ritual andererseits wird dadurch gestärkt. Selbst wenn wir das Ritual nicht sinnvoll finden und »loswerden« möchten, läuft es schließlich immer automatischer ab.

(2) Unsere starken emotionalen oder körperlichen Reaktionen sowie unser Engagement im Zwangsritual gaukeln uns vor, dass wir es tatsächlich mit einem ernst zu nehmenden Problem zu tun haben. Indem wir uns sehr anstrengen, die unangenehmen Gedanken durch Zwangshandlungen zu »neutralisieren«, füttern wir unwillentlich den Zwang erst recht.

Vielleicht möchten Sie an dieser Stelle einmal den eigenen Zwangsmechanismus aufschreiben (Sie finden das Arbeitsblatt 3 »Eigener Zwangsmechanismus« auch im Online-Material zum Download). Sie können dafür das Zwangstagebuch aus dem vorherigen Kapitel zur Hilfe nehmen.

Tabelle 2 Merkmale der drei unterschiedlichen Systeme

Mein eigener Zwangsmechanismus	
Meine aufdringlichen Gedanken	▶ ▶ ▶ ▶
Meine Bewertungen	▶ ▶ ▶ ▶

Tabelle 2 (Fortsetzung)

Mein eigener Zwangsmechanismus	
Meine Gefühle	▶ ▶ ▶ ▶
Meine körperlichen Reaktionen	▶ ▶ ▶ ▶
Meine Zwangsrituale	▶ ▶ ▶ ▶

Versteckte Zwangsgedanken. Manche Menschen haben keine aufdringlichen Gedanken. Wie in Kapitel 1 beschrieben, fühlt sich eine Situation für sie einfach nur »nicht genau richtig an«, ohne dass sie Befürchtungen oder unangenehme Vorstellungen damit verbinden. Das kann beispielsweise eine unordentliche Regalwand sein, ein schräg hingelegtes Buch oder eine Handlung, die einen diffusen Eindruck von Unabgeschlossenheit vermittelt.

Bei genauerem Hinsehen spielen Gedanken jedoch auch hier eine Rolle: Zumeist finden ungünstige Bewertungen der Situation statt. Das heißt, Vorstellungen oder Überzeugungen zu Gefühlen oder eigene Handlungsspielräumen münden letztlich doch in das Zwangsritual.

Hier ein paar Patientenbeispiele:

- »Wenn ich jetzt vor dem Weggehen nicht alles an die richtige Stelle lege, fühle ich mich den Rest des Tages wie ein Zombie.«
- »Ich muss jetzt noch durch diese Tür, sonst platze ich vor Anspannung!«

- »Nur wenn ich die Schnürsenkel gleich lang binde, bin ich innerlich für den Tag gewappnet.«
- »Die Anspannung wird sich sicher ins Unermessliche steigern, wenn ich die Gegenstände im Raum jetzt nicht durchzähle.«

Wenn ich meinem unangenehmen Gefühl eine andere Bewertung gebe, habe ich hingegen eine gute Chance, die Straße zum Zwangsritual zu verlassen. Sehen wir uns alternative Bewertungen an, welche die Betroffenen gefunden haben:

- »Die ersten Meter werden schwer sein, doch zum Zombie macht mich das nicht!«
- »Es ist nichts als ein unangenehmes Gefühl – ich schaffe das!«
- »Das sagt mir nur der Zwang – klar bin ich auch mit unterschiedlich langen Schnürsenkeln fit für den Tag!«
- »Wenn ich jetzt nicht zähle, bin ich sicher erst einmal angespannt. Jede Anspannung lässt jedoch auch wieder nach!«

Nicht in alte Bewertungsmuster verfallen. Um neuen, weniger vertrauten Bewertungen eine Chance zu geben, hilft eine achtsame Haltung im Sinne einer offenen, freundlichen Aufmerksamkeit gegenüber der Situation. Je automatisierter wir uns hingegen in einer Situation bewegen, desto wahrscheinlicher ist es, dass wir die eingefahrenen Wege wählen.

Einladung zum Sinnesbad

Schauen Sie für einen Moment auf. Was alles geschieht gerade jetzt, in diesem Augenblick? Was können Sie sehen, hören, riechen, fühlen, schmecken?

Zwangsimpulsen standhalten. Marvin schien es zunächst undenkbar, morgens das Badezimmer zu verlassen, ohne die beiden Handtücher an den Haken und den Badewannenvorleger auf ihre Position überprüft zu haben: Die Enden der Handtücher mussten sich in exakt gleichem Abstand zum Boden befinden und der Vorleger musste eine bestimmte Fliesenkante genau abdecken. Um sicherzugehen, musste er das gesamte Arrangement von drei verschiedenen Positionen inspizieren, bis sich ein Gefühl der Richtigkeit einstellte. Eines Morgens hatte er das aufgebrachte Klopfen seiner Schwester an der Badezimmertür satt. Er war sich im Klaren darüber, dass er sich mit den täglichen Exzessen im Bad seiner eigenen Freiheit beraubte. Marvin brachte Handtücher und Badewannenvorleger in eine – aus Sicht des Zwangs – »falsche« Position. Beim Anblick der ungleichen Abstände drehte sich ihm fast der Magen um. Dennoch versuchte er, dem Zwangsimpuls standzuhalten. »Es fühlt sich ziemlich falsch an, aber es ist nur ein unangenehmes Gefühl. Nachher werde ich stolz auf mich sein, wenn ich das Zimmer verlassen habe«. Marvin atmete tief durch, warf einen letzten Blick auf den schief ausgebreiteten Wannenvorleger und verließ langsam und bestimmt den Raum.

9.2 Aussteigen aus dem Zwangsmechanismus

Je häufiger aufdringliche Gedanken in den dargestellten Mechanismus münden, desto mehr entstehen fest verdrahtete Kettenreaktionen, die sich nur schwer lösen lassen. Eine Patientin bemerkte einmal, dass sie dadurch in das Zwangsritual schlittert wie auf einer »Rutschbahn mit Seife«.

Wichtig

Der erste Schritt zur Befreiung ist die *Einsicht*, dass wir es mit einer Kettenreaktion zu tun haben.

Doch wie befreien wir uns aus dem automatisierten Ablauf?
Viktor Frankl, ein bedeutender Neurologe und Psychiater, soll einmal gesagt haben: Zwischen Reiz und Reaktion gibt es einen Raum. Darin liegen unser Wachstum und unsere Freiheit. Durch eine achtsame Haltung können wir genau diesen Raum nutzen.

Der Raum verhilft uns dazu, dem aufdringlichen Gedanken eine realistische und hilfreiche Bedeutung zu geben.

Wir befreien uns also nicht immer von unangenehmen Gedanken. Wir können uns jedoch *trotz* oder *mit* unangenehmen Gedanken befreien, indem wir ihnen eine *andere Bedeutung* schenken.

Bei genauerer Betrachtung gibt es sogar drei Ausgänge aus dem Zwangsmechanismus:

(1) Ein aufdringlicher Gedanke ist nur ein Gedanke. Das lässt sich beispielsweise gut mit der weiter oben beschriebenen Haltung des »Etikettierens« erreichen. Ordnen Sie den Gedanken als bloßen Gedanken ein, wie etwa: »Okay, da ist wieder ein aufdringlicher Gedanke!«

(2) Freundliche Aufmerksamkeit statt Kampf. Wenn Sie schon in den Gedanken »hineingerutscht« sind, ihn also als bedeutsam einschätzen und ein Gefühl von Angst oder Anspannung wahrnehmen, können Sie dem Gefühl mit freundlicher Aufmerksamkeit begegnen, anstatt es zu bekämpfen oder sich Vorwürfe dafür zu machen. Dazu können Sie sich zum Beispiel so etwas sagen wie: »Es ist okay, dass du da bist, Angst, auch wenn es sich gerade ziemlich unangenehm anfühlt. Ich werde sehen, wie ich mich unterstützen kann«. Anschließend können Sie schauen, wie Sie sich in der Situation helfen können, das unangenehme Gefühl auszuhalten. Ein paar Anregungen im Umgang mit schwierigen Gefühlen sind in Kapitel 6 genauer beschrieben.

(3) Sich besinnen. Wenn Sie bereits in den Gedanken »hineingerutscht« sind, ein Gefühl der Angst oder Anspannung empfinden und möglicherweise kurz davor sind, ein Zwangsritual auszuführen (etwa kontrollieren, waschen oder ordnen), treten Sie innerlich einen Schritt zurück und machen Sie sich Mut: »Okay, da ist ein Zwangsimpuls. Ich kann mich entscheiden, ob ich ihm nachgebe.« Um sich zu unterstützen, können Sie eine alternative Handlung ausführen. Wir werden im zwölften Kapitel noch ausführlicher verschiedene Handlungsalternativen zum Ausführen von Zwangsritualen kennenlernen.

9.3 Den Weg in die Zwangswelt verlangsamen

Die Inferenzbasierte Therapie nach O'Connor (2012) geht davon aus, dass am Anfang der Zwangssymptomatik ein Zweifel steht. Dieser ist der Türöffner ins »Märchenland des Zwangs«. Er kann sich in ganz unterschiedlichen Inhalten äußern wie »*Könnte* ich den Spülknopf möglicherweise doch nicht gedrückt haben? «, »*Vielleicht* liebe ich meinen Partner doch nicht?«, »*Was, wenn* ich eine gefährliche Krankheit übersehen habe?«

Auch wenn das Risiko noch so klein ist: Alleine die Ungewissheit und theoretische Möglichkeit eines befürchteten Ereignisses schenken dem Zwang die nötige Bedeutung, um alle Aufmerksamkeit auf sich zu ziehen.

Oft wird der Zweifel von ungünstigen Denkstrategien genährt, wie z. B. der Überschätzung von Wahrscheinlichkeiten oder der Neigung, verschiedene Dinge »in die gleiche Schublade« einzuordnen. Vielleicht hat beispielsweise ein Bekannter von der Demenz seines Vaters erzählt, oder in den sozialen Medien wurde über die Zunahme dementieller Erkrankungen berichtet. Dies heißt jedoch noch lange nicht, dass auch ich Zweifel entwickeln sollte, ob ich bei mir bereits erste Anzeichen entdecke.

Manchmal sind es auch ungünstige Annahmen über die Welt, die den Zweifel zum Leben erwecken, z. B. dass auf ein glückliches Ereignis immer etwas Niederschmetterndes folgt. Diese Vorstellung ist mit so starken negativen Gefühlen verbunden, dass das geringe Risiko immer wieder in den Hintergrund rückt.

Viele Menschen empfinden es als hilfreich, bei aufkommenden Zweifeln zunächst innerlich einen Schritt zurückzutreten. Anders als echte Zweifel verfestigen sich zwanghafte Zweifel nämlich immer weiter, je mehr ich auf sie eingehe! Wenn ich mir bewusst mache, dass ich gerade wieder in die Märchenwelt des Zwangs hineingesogen werde, kann ich meine Bewegung vielleicht zumindest verlangsamen und mir klarmachen, dass der unangenehme Zweifel mit hoher Wahrscheinlichkeit ein Zwangsthema darstellt. Ich kann meine Sinne und meinen gesunden Menschenverstand zur Hilfe nehmen und eine realistische Bewertung entwickeln. Ich selbst kann entscheiden, ob ich das Märchenland wirklich betreten möchte oder ob ich den Zweifel als Lockmittel des Zwangs entlarve!

9.4 Die Ereignisse im Kopf mit Offenheit betrachten: Praxis der Sitzmeditation

Eine achtsame Grundhaltung lässt sich durch kontinuierliche Übung im Alltag entwickeln. Sie hilft dabei, Gefühle, Gedanken und Impulse wahrzunehmen, ohne sich darin zu verstricken oder einem automatischen Impuls nachzugeben. Vielleicht erleben Sie diesen Prozess wie eine Wanderung, bei der Sie immer wieder ebene Strecken oder abwärts verlaufende Abschnitte zu bewältigen haben, insgesamt jedoch nach oben gelangen.

Meditationsübungen. können eine hilfreiche Haltung gegenüber unseren Gedanken und Gefühlen fördern. Hier nehmen wir uns Zeit, alle Ereignisse im Kopf als innerer Beobachter oder innere Beobachterin wahrzunehmen, ohne uns damit zu identifizieren. Um mit Meditation vertraut zu werden, ist die Unterstützung durch eine erfahrene Lehrerin bzw. einen erfahrenen Lehrer für viele Menschen sehr wertvoll. Darüber hinaus wird auch insbesondere das regelmäßige Üben in einer Gruppe als bereichernd erlebt.

Die im Folgenden beschriebene Meditationsübung möchte eine Anregung sein, zunächst einmal das Prinzip der Meditation etwas näher kennenzulernen. Es hat sich bewährt, die Übung regelmäßig durchzuführen und immer wieder so gut wie möglich alle aufkommenden Erwartungen abzustreifen. Dabei ist es hilfreich, so freundlich und geduldig mit sich umzugehen wie möglich – selbst wenn schwierige Gedanken und Gefühle auftauchen mögen. Betrachten Sie mögliche Probleme als Herausforderung, eine Haltung der Neugier und Offenheit zu üben. Dabei geht es nicht darum, sich besonders anzustrengen oder die Sache übermäßig gut zu machen. Vielmehr können wir uns bewusst machen, dass es eine kostbare Zeit ist, die wir uns schenken, um uns etwas Gutes zu tun.

Achtsamkeitsübungen integrieren. Wir fügen nun in der folgenden Sitzmeditation die Elemente aus den bisherigen Achtsamkeitsübungen hinzu, mit denen wir uns schon vertraut gemacht haben:

- **Atem.** Wir konzentrieren uns auf den Atem wie bei der *Atembetrachtung* und beziehen allmählich den Körper als Ganzes in die Aufmerksamkeit mit ein. Hierfür können die weiter oben beschriebenen Körperübungen eine gute Grundlage bilden.
- **Hören.** Anschließend praktizieren wir das, was wir in der *Hörmeditation* bereits getan haben: Wir nehmen die Geräusche in der Nähe und Ferne mit Offenheit und ohne weitere Bewertung wahr, als wären wir eine Antenne.
- **Gedanken.** Im letzten Teil geschieht etwas Neues. Wir richten unsere Aufmerksamkeit auf die Gedanken. Ebenso wie wir alle Geräusche, die aufgetreten sind, registriert haben, schenken wir nun den Gedanken, die im Kopf entstehen und wieder vergehen, unsere Aufmerksamkeit. Ebenso wie zuvor die Geräusche, müssen wir die Gedanken dabei nicht beeinflussen. Wir können sie beobachten, wie sie ganz von alleine aufsteigen, ihnen dabei zusehen, wie sie laut und kräftig im Mittelpunkt unseres Bewusstseins stehen und allmählich wieder daraus verschwinden.

Übung • Sitzmeditation

Schenken Sie sich Zeit, eine möglichst bequeme und gleichzeitig aufrechte Sitzposition zu finden. Vielleicht möchten Sie sich nochmals vergegenwärtigen, dass es nichts zu leisten gibt. Lassen Sie so gut wie möglich alle Erwartungen fallen.

Schließen Sie die Augen sanft. Vielleicht spüren Sie noch irgendwo im Körper Anspannung, die Sie mit jedem Ausatmen mehr und mehr an den Boden abgeben können. Machen Sie sich bewusst, dass Sie dem Körper und Geist Raum geben, um zur Ruhe zu kommen.

Schenken Sie dann zunächst dem Atem Ihre Aufmerksamkeit und nehmen Sie wahr, wo Sie ihn am deutlichsten spüren. Das kann im Bereich der Bauchdecke sein, die sich langsam hebt und senkt, im Brustbereich, oder in der Nasenregion, wo die Luft kühl einströmt und etwas wärmer wieder ausströmt. Richten Sie den Scheinwerfer Ihrer Aufmerksamkeit einfach eine Weile auf diese Region und nehmen Sie das Einatmen, das Ausatmen und die Pause dazwischen wahr, ohne den Atem zu bewerten oder verändern zu wollen. Falls Gedanken an andere Dinge kommen, registrieren Sie dies einfach mit Freundlichkeit und kehren Sie mit der Aufmerksamkeit zum Atem zurück.

Dehnen Sie dann allmählich den Fokus der Aufmerksamkeit auf den Körper als Ganzes aus. Vielleicht können Sie spüren, wie der ganze Körper sanft von den Bewegungen des Atems getragen und umsorgt wird.

Richten Sie nun für eine Weile den Fokus auf Geräusche, die Sie im Raum, von draußen oder auch aus dem Inneren Ihres Körpers wahrnehmen. Nehmen Sie sie so offen und unvoreingenommen wie möglich wahr, ohne sie zu bewerten oder Überlegungen darüber anzustellen. Vielleicht können Sie bemerken, wie manche Geräusche langsam entstehen, durch das Feld des Gewahrseins ziehen und wieder verebben. Andere mögen plötzlich im Raum und ebenso schnell wieder vorüber sein.

Nun lenken Sie die Aufmerksamkeit allmählich auf Ihre Gedanken. Beobachten Sie einfach wie ein Zuschauer oder eine Zuschauerin, wie die Gedanken als geistige Ereignisse auftauchen, über das Feld des Gewahrseins ziehen und allmählich wieder verebben. Versuchen Sie die Gedanken so gut wie möglich einfach wahrzunehmen, ohne darüber zu urteilen oder sie weiterzuspinnen. Wenn Sie merken, dass Sie sich von einem Gedanken davontragen lassen haben, können Sie

Ihren Atem als Anker nutzen und für ein paar Augenblicke lang beim Atem verweilen, um sich wieder zu zentrieren. Möglicherweise gibt es blasse, grelle, verschwommene oder auch sehr klar konturierte, eindringliche Gedanken. Vielleicht sind auch Zwangsgedanken darunter. Nehmen Sie jeden Gedanken so gut wie möglich mit der gleichen freundlichen Aufmerksamkeit wahr. Sie können die Gedanken auch etikettieren, indem Sie sich etwa sagen *»Aha, da ist eine Erinnerung!«*, *»Hier kommt ein Zwangsgedanke.«*, *»Okay, das war ein Urteil.«*

Lösen Sie am Ende die Aufmerksamkeit auch von den Gedanken und lassen Sie alles zu, was den Raum des Gewahrseins betreten möchte. Das kann wieder der Atem sein, ebenso wie Körperempfindungen, Gefühle und Gedanken oder auftauchende Geräusche. Lassen Sie den Raum Ihres Gewahrseins ganz weit werden und alles umschließen …

Öffnen Sie dann nach einer Weile die Augen und kehren Sie mit allen Sinnen in den Raum zurück.

10 Typische Denkfallen entdecken

Wenn Sie von Zwängen betroffen sind, fragen Sie sich vielleicht an dieser Stelle: »Warum gebe ich negativen Gedanken so viel Bedeutung, während andere Menschen locker darüber hinweg zu sehen scheinen?«

Tatsächlich kostet die intensive Beschäftigung mit schrecklichen oder zumindest unangenehmen Vorstellungen ja viel Energie, und wir opfern sicher nicht grundlos viel Aufmerksamkeit für negative Dinge.

Übung • Einladung zur Atembetrachtung

Nehmen Sie sich einen Moment Zeit. Wenn Sie möchten, schließen Sie die Augen. Wenden Sie die Aufmerksamkeit dem Atem zu und verweilen Sie mit der Aufmerksamkeit für ein paar Atemzüge lang dort, wo Sie ihn am deutlichsten spüren.

Wenn Gedanken an andere Dinge kommen, nehmen Sie einfach zur Kenntnis, dass Sie abgeschweift sind und kehren Sie wieder sanft aber bestimmt zur Betrachtung des Atems zurück.

Öffnen Sie die Augen nach etwa zwei bis drei Minuten wieder und spüren Sie nach.

10.1 Die Macht der Gedanken?

Erinnern wir uns daran, dass sich unerwünschte Gedanken nicht einfach so stoppen lassen wie wir einen Wasserhahn abstellen oder einen ungewollten Song im Radio abschalten können. Ganz im Gegenteil: Gedanken haben die fatale Eigenschaft, dass sie sich oftmals umso hartnäckiger in unser Bewusstsein eingraben, je weniger wir sie haben möchten. Manch einer kennt bestimmt das berühmte Gedankenexperiment vom rosa Elefanten. Auch wenn es Ihnen nicht vertraut ist, ahnen Sie vielleicht bereits, was geschieht, wenn wir uns fünf Minuten lang mit aller Kraft bemühen, nicht an einen rosa Elefanten zu denken …

Bei Menschen, die unter Zwängen leiden, kommen nun häufig zwei Dinge zusammen:

- Die natürliche Funktionsweise ihres Verstandes macht es ihnen nicht leicht, unangenehme Gedanken unter Kontrolle zu bringen. Wie anderen Menschen auch, geht es ihnen so, dass sich unerwünschte Gedanken oftmals umso hartnäckiger im Kopf festsetzen, je mehr sie dagegen ankämpfen.
- Gleichzeitig haben sie oft einen überhöhten Anspruch an sich selbst, ihre Gedanken kontrollieren zu müssen und schenken den Gedanken eine große Bedeutung. Typische Vorstellungen können hierbei etwa sein: *»Wenn ich einen schlimmen Gedanken habe, bedeutet das, dass etwas mit mir nicht stimmt!«* Oder: *»Wenn ich aufdringliche Gedanken in meinem Kopf habe, heißt das, dass ich mich nicht unter Kontrolle habe!«*

Gedanken-Ereignis-Fusion. Tatsächlich glauben nicht wenige Menschen mit Zwängen, dass sie alleine durch schreckliche Gedanken ein ebenso schreckliches Ereignis auslösen können. Man spricht in diesem Zusammenhang von *Gedanken-Ereignis-Fusion.*

Beispielsweise hatte Theo die beklemmende Vorstellung, dass er durch häufige Gedanken an den Tod seiner Großmutter deren baldiges Sterben wahrscheinlicher machen würde.

Übung

Wenn Sie ähnliche Vorstellungen aus eigener Erfahrung kennen, möchten Sie vielleicht einmal ein Experiment machen:

Vergegenwärtigen Sie sich ganz intensiv den Gedanken, dass eines Ihrer Bücher aus dem Regal fallen könnte. Am besten suchen Sie sich ein ganz bestimmtes Buch aus. Stellen Sie sich so lebendig wie möglich vor, wie es sich nach vorne neigt, der Schwerkraft entsprechend seinen Weg nach unten nimmt und plumpsend auf dem Boden landet – jetzt!

Wenn es beim ersten Mal nicht funktioniert, versuchen Sie es mehrere Male. Kehren Sie zu der Vorstellung zurück, sobald Ihnen ein anderer Gedanke durch den Kopf geht. Bleiben Sie hartnäckig. Was passiert?

Möglicherweise kommt Ihnen das Experiment albern vor. Der Zwang argumentiert jedoch auf genau diese Art und Weise, wenn er Ihnen einredet, dass wir Ereignisse alleine durch unsere Gedanken herbeiführen.

Gedanken-Handlungs-Fusion. Hier handelt es sich um einen ähnlichen Denkirrtum. Dabei verschwimmt die Grenze zwischen Denken und Handeln. Betroffene Menschen haben den Eindruck, dass alleine der Gedanke an ein bestimmtes Verhalten dazu führt, das Verhalten auch irgendwann *auszuführen.*

Ähnlich ging es Sven: Der Zwangsgedanke, seinen Zwillingen die Augen ausstechen zu müssen, war an sich schon belastend genug. Besonders quälend und aufdringlich wurde der Gedanke jedoch erst, als Sven den Eindruck gewann, durch die schrecklichen Gewaltbilder in seinem Kopf unaufhaltsam zum Mörder zu werden.

Übung

Vielleicht fällt Ihnen spontan ein Gedicht oder ein Reim aus Kinderzeiten ein. Stellen Sie sich einmal fünf Minuten lang intensiv vor, Sie müssten nun auf den nächstbesten Tisch steigen und genau dieses Gedicht oder diesen Reim laut aufsagen – jetzt in diesem Augenblick – ohne es wirklich tun zu *wollen.*

Wenn die Gedanken abschweifen, denken Sie wieder so aktiv wie möglich an die Vorstellung, den Tisch besteigen und die Verse laut über die Lippen bringen zu *müssen*.

Was geschieht?

Die allermeisten Menschen sind erstaunt darüber, wie wenig Macht der Gedanke an eine Sache für sich genommen besitzt: Nur weil wir uns etwas intensiv vorstellen, heißt es noch lange nicht, dass wir es auch umsetzen *müssen*.

Gedanken-Objekt-Fusion. Dieser dritte Denkirrtum beruht auf der Vorstellung, dass Gedanken in Gegenstände übergehen können.

Yvonne kannte dieses Problem nur allzu gut: Sie litt unter blasphemischen Zwangsgedanken. Wenn ihr während des Duschens niederträchtige Bilder und Beschimpfungen für Gott durch den Kopf gingen, musste sie die verwendete Duschgelflasche anschließend wegwerfen – selbst wenn sie noch nahezu voll war. Für Yvonne war sie mit unakzeptablen Gedanken »verseucht«.

Übung

Die nächste Übung ist in der Ausführung etwas aufwendiger, aber stellt ein spannendes Experiment dar. Aktivieren Sie die Kamerafunktion Ihres Handys, legen Sie dann einen Finger auf den Auslöseknopf, schließen Sie die Augen und schlagen Sie mit der freien Hand dieses Buch auf irgendeiner beliebigen Seite auf. Fotografieren Sie diese Buchseite, während Sie die Augen geschlossen halten (das Foto kann etwas schräg werden, aber das ist nicht weiter wichtig).

Im nächsten Schritt »verseuchen« Sie die Buchseite mit weiterhin geschlossenen Augen so intensiv wie möglich mit Ihren Gedanken:

- Hängen Sie ihr die übelsten Verwünschungen an,
- versehen Sie die Seite im Geiste mit den schlimmsten Zwangsgedanken oder
- beschimpfen Sie sie innerlich auf das Übelste.

Anschließend schließen Sie die Buchseite wieder, ohne überprüft zu haben, um welche es sich handelt. Blättern Sie nun aufmerksam durch das Buch.

- Gibt es eine der Seiten, die sich anders anfühlt als die anderen?
- Erweckt eine der Seiten den Eindruck, kontaminiert zu sein?

Falls Sie glauben, eine Seite gefunden zu haben, vergleichen Sie Ihren Verdacht mit dem Foto, das Sie gemacht haben. Welche Erfahrung machen Sie?

Viele Menschen versuchen mithilfe von Vermeidungsverhalten (wie das Wegwerfen des Duschgels) oder ausführlichen Zwangsritualen wieder ein Gefühl der Kontrolle über die Situation herzustellen. Dabei bewirkt der heftige Aktionismus jedoch genau das Gegenteil: Sie versinken nur tiefer in dem Sumpf, aus dem sie sich befreien möchten.

Beispiel

In der Akzeptanz- und Commitmenttherapie gibt es für dieses Phänomen eine schöne Metapher: Stellen Sie sich vor, ein Mann ist mit verbundenen Augen auf einem Feld herumgelaufen und auf einmal ist er in eine Grube gefallen. Er greift in seine Tasche und was findet er da? Eine Schaufel!

Um etwas tun zu können, fängt er an zu graben. Aber was merkt er? Er gräbt und gräbt, aber das führt zu nichts. Vielmehr hat er das Gefühl, dass das Loch immer tiefer wird, je mehr er gräbt. Aber was soll er denn tun, außer zu graben? Die Schaufel ist das Einzige, was er in der Hand hat, und etwas anderes kann er nicht tun – oder doch? (nach Hayes, 1999)

Tatsächlich verwenden wir häufig die Mittel, die sich in anderen Bereichen bewährt haben, um uns von Zwangsgedanken zu befreien. Wir engagieren uns intensiv, investieren Kraft und Zeit, um Dinge wieder in den Griff zu bekommen. Dabei merken wir aber nicht, dass wir uns damit immer stärker in den Zwang hineindrehen.

Bernd konnte das Schaufelbeispiel gut auf seine Situation übertragen. Er hatte starke Befürchtungen, an einer schweren Krankheit zu leiden. Sobald er körperliche Symptome wie vermehrtes Schwitzen, leichte Hautverfärbungen oder ein diffuses Unwohlsein an sich bemerkte, musste er sich über das Internet informieren, was dahinterstecken könnte. Doch anstelle die ersehnte Beruhigung zu erreichen, steigerte er sich mit der exzessiven Recherche immer weiter in seine Gesundheitsängste hinein.

Übung • Einladung zum Sinnesbad

Schauen Sie für einen Moment auf. Was alles geschieht gerade jetzt, in diesem Augenblick? Was können Sie sehen, hören, riechen, fühlen, schmecken?

10.2 Perfektionismus und Vollkommenheitsstreben

Neben einem ungünstigen Anspruch an Kontrolle über Gedanken und schwierigen Vorstellungen über deren Bedeutsamkeit spielt auch bei vielen Menschen mit Zwängen ein *hoher Perfektionsanspruch* eine Rolle.

Typische Vorstellungen in diesem Zusammenhang sind etwa:

- »Ich bin nur dann ein wertvoller Mensch, wenn ich alles perfekt erledige!«
- Oder: »Ich sollte nichts anfangen, wenn ich nicht absolut sicher sein kann, dass ich es auch 100 % richtig abschließen werde!«

Freude und Hingabe. Grundsätzlich ist es natürlich eine gute Sache, wenn man bereit ist viel Energie zu investieren, um einer Angelegenheit vollkommen gerecht zu werden. Wenn ich mich mit Hingabe einer Aufgabe widme (sei es der Abwasch, das Blumengießen oder das Schreiben eines Briefs), kann das ein sehr würdevoller, achtsamer Akt sein. In diesem Fall erlebe ich Freude am Tun und Befriedigung angesichts des Ergebnisses. Man könnte diese Einstellung auch etwas pathetisch als *funktionales Streben nach Vollkommenheit* bezeichnen.

Abhängigkeit vom Perfektionismus. Etwas anderes ist es jedoch, wenn ich davon abhängig bin, Dinge perfekt zu Ende zu bringen. Etwa weil,

- ich mir kleine Fehler nicht verzeihen kann,
- unabgeschlossene Angelegenheiten ein starkes Gefühl von Unruhe und Anspannung in mir auslösen oder
- das Selbstwertgefühl durch kleine Schwächen augenblicklich in den Keller rutscht.

Menschen mit Zwängen machen häufig die Erfahrung, dass ihr Streben nach Perfektion durch das Schreckgespenst des Versagens motiviert ist: Die Vorstellung, in chaotischen, nicht mehr kontrollierbaren Verhältnissen zu leben und wichtigen Anforderungen nicht nachkommen zu können, ist so aversiv, dass sie sich sicherheitshalber zum gegenteiligen Pol flüchten. Durch tadellose Aufgabenausführung versuchen sie dann die höchstmögliche Kontrolle über den Zustand der Dinge herzustellen. Dabei stehen weniger Freude oder Genugtuung über die möglichst makellose Vollendung im Vordergrund als eine beklemmende Angst vor Fehlern.

Der Anspruch, Dinge perfekt machen zu müssen, ist aus mindestens zwei Gründen ungünstig:

(1) Unerreichbares einfordern. Wir können eine Sache selten derart vollkommen vollenden, dass ein denkbar kritischer Begutachter (und sei es nur der »innere Kritiker« in unserem Kopf, der einen äußerst strengen Maßstab anlegt) nicht etwas daran auszusetzen fände. Für viele Menschen mit hohem Perfektionsanspruch ist jedoch das Selbstwerterleben stark abhängig von ihrer Leistungsfähigkeit. Sie sabotieren sich letztlich häufig selbst, da sie etwas *Unerreichbares einfordern*, um entspannt und zufrieden sein zu dürfen.

(2) Das Pareto-Prinzip. Bei vielen Aufgaben erreichen wir darüber hinaus etwa proportional zum Aufwand eine verbesserte Ausführung. Der Aufwand steigt jenseits einer »guten« Ausführung jedoch unverhältnismäßig stark an, wenn wir eine perfekte Ausführung anstreben. Das nach dem italienischen Soziologen Vilfredo Pareto benannte Pareto-Prinzip besagt sogar, dass 80 % der Ergebnisse einer Aufgabe mit nur 20 % des gesamten Aufwandes erzielt werden. Möchte ich mich noch den verbleibenden 20 % widmen, verbrauche ich dafür etwa 80 % des gesamten Aufwandes.

Wichtig

Auch wenn sich diese Rechnung sicher nicht auf alle Bereiche übertragen lässt, macht es Sinn, zu überdenken, wann sich voller Aufwand tatsächlich lohnt.

Beispiel

So dürfte es nützlich sein, in einem Mehrpersonenhaushalt darauf zu achten, dass sich die Gegenstände in der Regel an den dafür vorgesehenen Orten befinden. Über dieses Mindestmaß an Ordnung hinaus kostet es jedoch extrem viel mehr Energie, wenn kein Gegenstand auch nur für kurze Zeit an falscher Stelle liegen darf.

Da wir alle nur begrenzte Zeit und Energie zur Verfügung haben, kommt es bei einer perfektionistischen Grundhaltung nicht selten dazu, dass andere Aufgaben *auf der Strecke bleiben* oder wichtige Aufgaben *gar nicht abgeschlossen* werden können.

Wenn ich mir nicht sicher bin, ob ich einem übermäßigen Perfektionsanspruch erliege oder nur ein Liebhaber des Vollkommenen bin, kann ich mir folgende Fragen stellen:

- Komme ich stark unter Druck, wenn ich einmal Dinge unvollkommen abschließen muss?
- Achte ich oftmals darauf, was ich nicht erreicht habe, anstatt auf das zu achten, was ich erreicht habe?
- Gelingt es mir häufiger nicht, Dinge rechtzeitig fertigzustellen, weil ich einen so hohen Anspruch an eine perfekte Ausführung habe?
- Bleiben öfter andere Dinge auf der Strecke, weil ich viel Zeit für das perfekte Erledigen bestimmter Aufgaben verbrauche?
- Vermeide ich manchmal ganz, Dinge in Angriff zu nehmen, weil ich Angst habe, sie nicht perfekt erledigen zu können?
- Nagt es schnell an meinem Selbstwertgefühl, wenn ich Dinge nicht fehlerfrei erledigen kann?

Wenn Sie die Mehrheit der Fragen mit »ja« beantwortet haben, ist es hilfreich, die eigenen Ansprüche im Alltag etwas genauer unter die Lupe zu nehmen.

Darüber hinaus lohnt es sich oft, die Bedeutung von Leistung in der eigenen Lebensgeschichte zu beleuchten:

- Habe ich als Kind insbesondere dann Anerkennung und Zuwendung bekommen, wenn ich hohe Leistungen erbracht habe?
- Wie gingen wichtige Bezugspersonen damit um, wenn ich Fehler gemacht habe?
- Wie haben sie reagiert, wenn sie selbst Fehler gemacht haben?
- Gab es schwierige Phasen in meinem Leben, in denen mir das Streben nach Perfektion eine gewisse Sicherheit gegeben hat?

Wenn Sie den Eindruck haben, dass Ihr Leben mit einer etwas weniger perfektionistischen Einstellung angenehmer verlaufen könnte, experimentieren Sie ein wenig. Im Folgenden finden Sie einige Anregungen:

Übung

Lassen Sie vor Ihrem inneren Auge nochmals eine Situation aus Ihrem Leben lebendig werden, in der Sie sich glücklich gefühlt haben.

- Was war daran perfekt?
- Waren Sie möglicherweise glücklich, *obwohl* nicht alles perfekt war?

Nehmen Sie wahr, ob Dinge dadurch reizvoll werden, dass sie fehlerlos sind, oder durch etwas anderes. Selbst die Studioaufnahmen berühmter Bands enthalten bei genauem Hinhören Fehler – geliebt wird die Musik vor allem dadurch, dass sie »beseelt« ist und etwas zum Ausdruck bringt.

Versuchen Sie eine Weile, Alltagsaktivitäten, bei denen Sie zu Perfektionismus neigen, zeitlich zu begrenzen (beispielsweise für das Schreiben einer bestimmten E-Mail nur fünf Minuten zu veranschlagen). Beginnen Sie bei leichten Situationen und wählen Sie allmählich schwerere. Versuchen Sie die Anspannung auszuhalten (auch eine Art der Exposition!)

Beobachten Sie, ob Sie Freude am Entstehungsprozess von Dingen entwickeln können, auch wenn das Ziel noch nicht erreicht ist.

Erinnern Sie sich für drei Wochen abends vor dem Einschlafen an Dinge, die Ihnen gut gelungen sind.

Unperfektheit als Chance begreifen. Es ist wertvoll sich zu vergegenwärtigen, dass es uns die komplexe Dynamik des Lebens nicht gerade erleichtert, perfekte Zustände zu erzeugen und aufrechtzuerhalten. Das gilt in Bezug auf zwischenmenschliche Beziehungen ebenso wie auf den Zustand unseres Badezimmers. Mit einer achtsamen Haltung können wir üben, *auf den Wellen des Lebens zu surfen*, wie es Jon Kabat-Zinn einmal so schön ausgedrückt hat: Natürlich dürfen wir Freude, Stolz und vielleicht Begeisterung für Dinge entwickeln, die uns sehr gut gelingen. Gleichzeitig können wir unsere eigenen Unperfektheiten und die großen und kleinen

Zwischenfälle des Lebens als Chance für Flexibilität und Wachstum sehen.

Übung

Wenn Sie immer wieder eine perfektionistische Grundhaltung an sich entdecken, kann es besonders wertvoll sein, Verständnis und Selbstmitgefühl für Situationen zu trainieren, in denen Dinge nicht »rund« laufen. Wenn prägende Bezugspersonen in der Kindheit hohe Leistungserwartungen an Sie herangetragen haben, gab es vielleicht andere Personen im weiteren Umfeld, die Ihnen Wärme und Freundlichkeit unabhängig von Ihren Leistungen geschenkt haben. Vielleicht gab es auch Fantasiefiguren oder Wesen aus Geschichten, die jene bedingungslose Zuwendung für Sie verkörpert haben.

Sie können sich eine dieser realen oder fantasierten Personen auswählen und ihnen in heiklen Leistungssituationen eine Stimme geben:

- Was würde diese Person sagen oder tun?
- Worauf würde sie ihre Aufmerksamkeit lenken?
- Würde sie dem kritischen Teil in Ihnen etwas erwidern, wenn er Sie mit seinem hohen Maßstab unter Druck setzt?
- Wie würde diese Person Sie anschauen?
- Würde sie Sie vielleicht in den Arm nehmen?

10.3 Der Kampf um Sicherheit

Neben der Perfektion im Sinne einer absolut vollkommenen Aufgabenausführung spielt das Streben nach absoluter Sicherheit bei Menschen mit Zwängen oft eine große Rolle. Das Bedürfnis nach grundlegender Sicherheit ist zutiefst menschlich.

Gleichzeitig müssen wir uns im Alltag ständig mit kleinen Unsicherheiten arrangieren: Ich kann nicht hundertprozentig sicher sein, dass der Autofahrer hinter mir nicht betrunken ist und demnächst ein waghalsiges Überholmanöver startet. Ebenso muss ich darauf vertrauen, dass das Tiramisu im Restaurant frisch zubereitet ist und der Kinderarzt meinem Sohn den richtigen Impfstoff verabreicht. Menschen mit Zwängen erleben häufig kleine Unsicherheiten als besonders bedrohlich, wenn sie mit eigener Verantwortung kombiniert sind. Doch die Jagd nach Sicherheit durch immer aufwändigere Zwangsrituale kann häufig erst recht verwirren, wie die folgende Übung zeigt:

Übung

Für die nächste Übung nach Roz Shafran benötigen Sie nochmals Ihr Handy. Schalten Sie den Klingelton des Handys ein, falls er nicht bereits aktiviert ist. Schalten Sie dann das Handy auf lautlos und legen Sie es weg.

Wie sicher sind Sie (auf einer Skala von eins bis zehn), dass der Ton des Handys ausgeschaltet ist?

Nehmen Sie dann das Handy wieder zur Hand und schalten Sie den Klingelton zwanzigmal an und wieder aus. Legen Sie anschließend das Handy ohne weitere Überprüfung weg.

Wie sicher sind Sie nun (auf einer Skala von eins bis zehn), dass der Ton des Handys ausgeschaltet ist?

Wenn es Ihnen so geht wie den meisten Menschen, löst das mehrmalige Durchführen der gleichen Handlung eher Verunsicherung aus.

Wichtig

Je häufiger ich das Verhalten wiederhole, desto mehr sinkt meine Gewissheit, tatsächlich das erwünschte Ergebnis erreicht zu haben.

Vor diesem Hintergrund scheint es nachvollziehbar, dass beispielsweise das mehrmalige Öffnen und Schließen eines Fensters eher zu anhaltender Unsicherheit beiträgt, als zu Gewissheit führt, dass es geschlossen ist.

10.4 Die Last der Verantwortung

Viele Menschen mit Zwängen fühlen sich darüber hinaus auch noch *überdurchschnittlich verantwortlich* für das Wohlergehen anderer. Die Vorstellung, dass eine andere Person durch ihr Verhalten direkt oder indirekt zu Schaden kommt, ist für sie unerträglich.

Charakteristische Vorstellungen in diesem Zusammenhang sind beispielsweise:

- »Wenn ich ein Unglück nicht verhindere, ist das so schlimm, wie wenn ich eines herbeiführe!«
- Oder: »Ich muss immer aufpassen, dass mein Verhalten auf keinem Fall irgendjemandem schadet!«

Übung • Einladung zur Atembetrachtung

Nehmen Sie sich einen Moment Zeit. Wenn Sie möchten, schließen Sie die Augen. Wenden Sie die Aufmerksamkeit dem Atem zu und verweilen Sie mit der Aufmerksamkeit für ein paar Atemzüge lang dort, wo Sie ihn am deutlichsten spüren.

Wenn Gedanken an andere Dinge kommen, nehmen Sie einfach zur Kenntnis, dass Sie abgeschweift sind und kehren Sie wieder sanft aber bestimmt zur Betrachtung des Atems zurück.

Öffnen Sie die Augen nach etwa zwei bis drei Minuten wieder und spüren Sie nach.

Ein Leben, in dem wir niemandem schaden, ist kaum denkbar. Bereits in kleinen Alltagssituationen haben unsere Handlungen oft unwillentlich negative Konsequenzen für andere Menschen. Sei es, dass wir in der Öffentlichkeit niesen müssen und dadurch eine andere Person anstecken oder den letzten Parkplatz besetzen und somit die hinter uns fahrende Person frustrieren. Zwänge können so erfinderisch sein, dass das eigene Verhalten gemäß der Zwangsvorstellung exakt das fehlende Glied in einer Kette von Ereignissen ist, das in ein schreckliches Desaster mündet.

Petra, eine Patientin mit ausgeprägten Kontrollzwängen, kannte derartige Horrorszenarien nur zu gut.

Beispiel

Petra hatte sich lange auf das Freilichttheater gefreut. Es war ein warmer Sommernachmittag, und sie ergatterte mit ihrem Mann einen schattigen Platz in der vierten Reihe. Aus dem Augenwinkel bemerkte sie Frau M., eine ältere Nachbarin, die es sich weiter vorne auf einem Platz in der Sonne bequem gemacht hatte. Kurz kam ihr der Gedanke, der älteren Dame ihren Schattenplatz anzubieten, doch sie verwarf ihn schnell wieder, da ihr das Angebot zu aufdringlich erschien. Auf der Rückfahrt wurde sie jedoch von quälenden Befürchtungen verfolgt. Was, wenn die Nachbarin durch ihre Unterlassung Kreislaufprobleme bekommen hatte, auf dem Rückweg zusammengebrochen und tödlich gestürzt war? Die alte Dame hatte während der gesamten Vorstellung nichts getrunken. Möglicherweise war sie nun völlig dehydriert? Würde sie jemals darüber hinwegkommen, dass sie den Tod der Nachbarin durch mangelnde Hilfsbereitschaft verschuldet hatte? Auch wenn ihr die Gedanken etwas übertrieben erschienen, gelang es ihr nicht, sie abzuschütteln. Erst als sie zu später Stunde noch bei der Nachbarin geklingelt und sich rückversichert hatte, dass alles in Ordnung war, konnte sie zu Bett gehen.

Ähnlich erging es **Ralf**, der mit seiner Therapeutin nach einer überzogenen Therapiestunde nochmals telefonieren musste: Die Vorstellung, dass die Therapeutin durch seine zusätzlichen Fragen am Ende der Stunde eiliger aus der Praxis losgeradelt und dadurch möglicherweise Opfer eines Verkehrsunfalls geworden war, schien ihm unerträglich.

Verlust von Lebensqualität. Ein hohes Verantwortungsbewusstsein birgt zunächst viele Vorteile: Menschen, die verantwortungsbewusst handeln, vermitteln ihrem Umfeld oft ein Gefühl von Sicherheit und Verlässlichkeit, das nicht zu unterschätzen ist. Problematisch wird es dann, wenn die Lebensqualität unter dem hohen Verantwortungsdruck leidet.

Vernachlässigung anderer Bedürfnisse. Hinzu kommt, dass wir oftmals durch übergroßes Verantwortungserleben unsere anderen Werte vernachlässigen. So war es Petra beispielsweise wichtig, die gemeinsame Freizeit mit ihrem Mann zu genießen. Da sie sich von ihren Befürchtungen oftmals regelrecht absorbiert fühlte, vergingen viele Abende, an denen sie sich innerlich isoliert von ihm erlebte. Ihr übermäßiges Verantwortungsbewusstsein erlebte sie wie einen strengen Oberlehrer, der alle anderen Bedürfnisse und Wünsche überragte.

11 Eigene Denkweisen erforschen

11.1 Die Hitliste der eigenen Denkfallen

Vielleicht kommen Ihnen manche ungünstigen Überzeugungen oder Denkfallen vertraut vor, andere hingegen gar nicht. Eine Möglichkeit, um persönliche Denkfallen aufzuspüren besteht darin, anhand der aufgeführten Beispiele auf Entdeckungstour im Alltag zu gehen. Danach können Sie Ihre »Hitliste« der eigenen Denkfallen erstellen.

Das ist oft sehr nützlich, denn ungünstige Überzeugungen können nur so lange ungebremste Wirkung entfalten, wie ich ihnen Glauben schenke. Achtsamkeit kann hier ein hilfreiches Prinzip sein, um die Verstrickung mit einengenden Vorstellungen aufzulösen. Wir nehmen dann immer wieder frisch unsere Gedanken als *Ereignisse im Kopf* wahr. Zwar können diese zunächst einschüchternd, negativ oder Scham auslösend sein, aber sie entstehen ohne unsere *Schuld* und verschwinden auch wieder.

Übung

Wenn Sie das nächste Mal wieder in einer Situation sind, die Sie belastet und mit Zwangsgedanken verbunden ist, können Sie sich folgende Fragen stellen:

(1) Gebe ich meinen Gedanken übermäßige Bedeutung?
  (a) Habe ich unrealistische Vorstellungen, meine Gedanken kontrollieren zu müssen?
  (b) Nehme ich an, dass mein Gedanke gleichbedeutend mit einem gefürchteten Ereignis ist?
  (c) Nehme ich an, dass mein Gedanke gleichbedeutend mit einer gefürchteten Handlung ist?
  (d) Nehme ich an, dass mein Gedanke in einen Gegenstand übergehen kann?

(2) Stelle ich möglicherweise perfektionistische Ansprüche an mich?
(3) Habe ich eventuell zu hohe Erwartungen, absolute Sicherheit erreichen zu müssen?
(4) Fühle ich mich eventuell zu verantwortlich für Dinge?

Typische Denkfallen auflisten. Marions Liste war nicht sonderlich lang. Dafür erlebte sie ihre typischen Denkfallen als besonders eindringlich. Sie notierte:

(1) häufigster Denkirrtum: Der Gedanke, schizophren zu werden, führt dazu, dass ich es tatsächlich werde (*Gedanken-Ereignis-Fusion!*).
(2) häufiger Denkirrtum: Die Vorstellung, auszuflippen und meinen Mann umzubringen, erhöht die Wahrscheinlichkeit, dass ich es tue (*Gedanken-Handlungs-Fusion!*).
(3) gelegentlicher Denkirrtum: Ich sollte nur diejenigen Dinge tun, die ganz sicher klappen (*perfektionistische Ansprüche*).

Post an den Zwangsdrachen. Zur Vertiefung können Sie auch einen Brief an den eigenen *Zwangsdrachen* schreiben. Hier können Sie Stellung zu den Gedanken beziehen, die er Ihnen immer wieder schickt, und mögliche Umgangswege mit diesen Gedanken überlegen.

Beispiel

Marion, die unter dem Zwangsgedanken litt, schizophren zu werden, schrieb:

Mein lieber Zwangsdrache,
jetzt liegst Du mir schon über drei Jahre mit der Vorstellung in den Ohren, ich könnte schizophren werden. Ständig beobachtest Du, ob ich noch vernünftige Gedanken im Kopf habe oder nicht vielleicht doch allmählich in den Wahnsinn abgleite. Von mir aus darfst Du diese Vorstellung ruhig haben und mir täglich mitteilen. Ich persönlich weiß jedoch jetzt, dass ich ihr keine

weitere Bedeutung geben muss. Dass ich die Befürchtung habe, heißt noch lange nicht, dass es auch so sein wird, selbst wenn sie 24 Stunden am Tag durch meinen Kopf geistert. Sei mir deshalb bitte nicht böse, wenn ich ihr von Zeit zu Zeit nicht so sehr viel Beachtung schenke und mich auch mit anderen Dingen beschäftige, wenn sie auftauchen.

Deine Marion

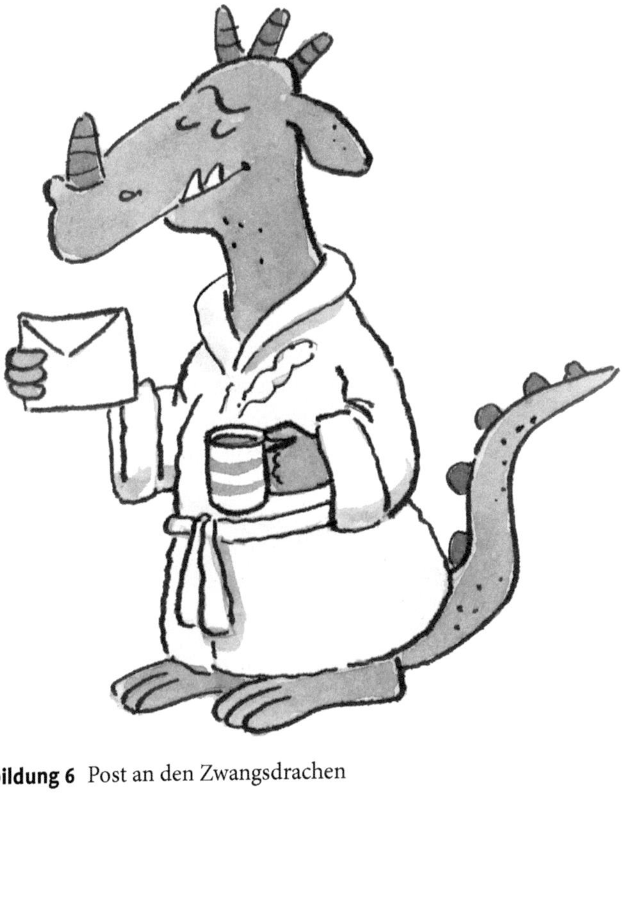

Abbildung 6 Post an den Zwangsdrachen

11.2 Unsere Einstellungen und die drei Gehirnsysteme

Wie wir Situationen bewerten, hängt auch stark davon ab, welche Bereiche unseres Gehirns aktiviert sind.

Paul Gilbert, Professor an der Universität von Derby, beschreibt in seinem Ansatz der *Compassion Focused Therapy* (CFT) drei Systeme in unserem Gehirn, die für die Regulation von Emotionen zuständig sind:

- das Bedrohungssystem,
- das Antriebssystem und
- das Zufriedenheitssystem.

Funktionen. Das Bedrohungssystem zielt darauf ab, Gefahren frühzeitig zu erkennen und sich zu schützen, wie etwa durch Kampf, Flucht, Erstarrung oder andere Problembewältigungsstrategien. Das Antriebssystem dient hingegen dazu, positive Erfahrungen von Erfolg, Anerkennung oder anderen angenehmen Empfindungen anzuvisieren und zu erreichen. Das Zufriedenheitssystem wiederum kultiviert Verbundenheit, Geborgenheit und Sicherheit. Dabei geht es nicht um den Kampf um Sicherheit (dieser wäre dem Bedrohungssystem zuzurechnen), sondern eine Gelassenheit und Ruhe, die sich einstellt, wenn wir uns gerade nicht bewähren oder schützen müssen.

Die folgende Tabelle zeigt die wichtigsten Merkmale der drei unterschiedlichen Systeme.

Tabelle 3 Merkmale der drei unterschiedlichen Systeme

Name	**Funktion**	**Emotionen**	**Wichtige Überträger-stoffe**	**Zustand**
Bedrohungs-system	▶ rasche Entdeckung von Gefahren ▶ einleiten einer Bewältigungsreaktion	▶ Angst ▶ Wut ▶ Ekel	▶ Serotonin ▶ Adrenalin ▶ Kortisol	bedrohungs-fokussierter Geist: »Ich muss alle Gefahren entdecken und mich schützen!«
Anreiz- und Belohnungs-system	Vermittlung positiver Gefühle, um Ziele zu erreichen: ▶ Leistung ▶ Erfolg ▶ Zuwendung anderer etc.	▶ Aufregung ▶ Begeisterung ▶ Freude	▶ Dopamin	erfolgs-orientierter Geist: »Ich muss und will noch mehr erreichen.«
Besänftigungs- und Zufriedenheitssystem	Vermittlung von: ▶ Besänftigung ▶ Ruhe ▶ Geborgenheit	▶ Zufriedenheit ▶ Verbundenheit ▶ Gelassenheit	▶ Oxytocin ▶ Endorphin	»Ich fühle mich ruhig und gelassen.«

Für unsere Lebensgestaltung sind alle drei Systeme wichtig. Mit dem Bedrohungssystem ist es uns möglich, Gefahren schnell und sicher zu entdecken und zu bekämpfen. Das Anreiz- und Belohnungssystem hilft uns, diejenigen Dinge zu erreichen, die unser Überleben sichern und uns Erfolgserlebnisse verschaffen. Und mithilfe des Besänftigungs- und Zufriedenheitssystems können wir einen Zustand von Ruhe und innerem Frieden empfinden, wenn aktuell keine Gefahr droht. Dieser letztgenannte Zustand ist kein *Luxus*: Auch Tiere können eine ruhige, entspannte Haltung einnehmen, wenn sie sich gerade nicht gegen Bedrohungen zur Wehr setzen oder etwas erreichen müssen.

Übung • Einladung zum Sinnesbad

Schauen Sie für einen Moment auf. Was alles geschieht gerade jetzt, in diesem Augenblick? Was können Sie sehen, hören, riechen, fühlen, schmecken?

Systeme im Ungleichgewicht. Es ist zunächst einmal ebenso natürlich, von Zeit zu Zeit Angst und Bedrohung zu empfinden wie leidenschaftlich ein Ziel zu verfolgen oder durch Beruhigung und Zufriedenheit ins Gleichgewicht zu kommen. Wird die Aktivierung eines oder mehrerer dieser Systeme im Vergleich zu den anderen Systemen übermäßig stark, kann es jedoch geschehen, dass der Bereich des kaum stimulierten Systems »verkümmert«. Möglicherweise liegt bei Zwangserkrankungen häufig eine Überaktivierung des Bedrohungssystems vor, während das Besänftigungs- und Zufriedenheitssystem wenig oder kaum stimuliert wird. Dadurch geschieht es leicht, dass wir die Aufmerksamkeit verstärkt auf Gefahrenreize richten und in der Folge auch ungünstige Einstellungen festigen. Achtsamkeit als eine nicht wertende, offene Haltung, die nichts zu erreichen und nichts zu bekämpfen sucht, kann dem entgegenwirken und unser Besänftigungs- und Zufriedenheitssystem stärken.

11.3 Die innere Weisheit würdigen

In den letzten Abschnitten ging es darum, innerlich einen Schritt zurückzutreten und automatische Gedanken, festgefahrene Bewertungsmuster, Haltungen und Reaktionsweisen kritisch zu hinterfragen. Auch wenn wir nicht unter Zwängen leiden, haben wir im Laufe unseres Lebens viele Denkweisen, Überzeugungen und Verhaltensmuster erlernt. Viele davon sind praktisch und leiten uns in hilfreicher Weise durch den Alltag. Andere engen eher ein und führen dazu, dass wir leiden.

Sich mit der inneren Kraft verbinden. Nach buddhistischer Lehre gibt es eine innere Weisheit, auch den edlen Kern, oder die *eigene Buddhanatur* genannt. Sie bleibt von allen automatischen Gedanken, Bewertungen und erlernten Verhaltensmustern unberührt. In anderen Religionen gibt es ähnliche Bilder, auch wenn die Namen unterschiedlich gewählt sind. So würden wir im Christentum etwa vom »göttlichen Kern« sprechen; Meister Eckart prägte den Begriff »Seelenfunken«. Unabhängig von religiösen Orientierungen können wir uns auch eine innere Kraftquelle vorstellen, die sich offenbart, wenn wir zur Ruhe kommen und die »äußeren Schichten« aus Gedanken, Einstellungen, Haltungen und automatisierten Handlungsabläufen für einen Moment zum Schweigen gelangen.

Wenn aufdringliche Gedanken alle Aufmerksamkeit auf sich ziehen, oder wenn man sich wie eine Marionette den eigenen Zwangsritualen ausgesetzt erlebt, erscheint die Vorstellung eines unberührbaren Kerns manchmal schwer greifbar. Es kann dann besonders wertvoll sein, sich bewusst mit dieser inneren Kraftquelle zu verbinden.

Imaginationsübung

Die Bergmeditation ist eine Vorstellungsübung, die sich in besonderer Weise zur Vergegenwärtigung des eigenen unberührbaren Wesens jenseits aller schwierigen Gedanken und Gefühlen eignet. Sie findet sich in ähnlicher Form in dem Manual zur achtsamkeitsbasierten kognitiven Therapie bei Depressionen (MBCT) oder auch im Trainingsprogramm zur Metakognitiven Therapie von Steffen Moritz und Marit Hauschildt. Da der Text etwas länger ist, hat es sich bewährt, ihn auf Band zu sprechen und die ersten Male während der Durchführung der Übung anzuhören.

Übung • Bergmeditation

Nehmen Sie auf einem Meditationskissen oder Stuhl so Platz, dass Sie eine aufrechte und würdevolle Haltung einnehmen können, ohne sich übermäßig anstrengen zu müssen. Achten Sie bewusst auf den Kontakt zum Boden. Um ganz im Augenblick anzukommen, können Sie auch den Atem ein paar Atemzüge lang mit der Aufmerksamkeit begleiten.

Lassen Sie nun vor Ihrem geistigen Auge den schönsten Berg entstehen, den Sie jemals gesehen haben, oder den Sie sich vorstellen können. Nehmen Sie sich Zeit, um den Berg vor Ihrem inneren Auge immer lebendiger werden zu lassen. Betrachten Sie genau die Konturen des Berges, den erhabenen Gipfel und das mächtige Fundament. Und dann schauen Sie sich seine Hänge an, die mit Wiesen und Wald bewachsen sein können oder offen das massive Gestein zeigen. Vielleicht ist der Gipfel mit Schnee bedeckt. Geben Sie sich Zeit, wahrzunehmen, wie massiv und majestätisch der Berg ist, wie unbeweglich er in sich ruht.

Lassen Sie in einem nächsten Schritt die Eigenschaften des Berges mit jedem Atemzug in sich einsinken. Stellen Sie sich vor, dass die Schönheit des Berges, seine Würde und Stärke auch in Ihnen verankert ist. Sie sind immer da, auch wenn sie für Sie nicht immer sichtbar sein mögen. Und während Sie hier sitzen, können Sie spüren, wie Sie allmählich selbst zu dem Berg werden. Der Kopf wird zum Gipfel, der in den Himmel aufragt, Oberkörper und Arme bilden seine Hänge, und Gesäß und Beine sind sein Fundament, das fest mit dem Boden verbunden ist.

Wie fühlt es sich an zu sitzen wie ein Berg, würdevoll und still?

Womöglich entstehen von Zeit zu Zeit andere Gedanken im Kopf – der Körper lädt immer wieder dazu ein, zurückzukehren und mit jedem Atemzug ein weniger mehr zu einem atmenden Berg zu werden. Einfach da zu sein – zentriert, gelassen, in der Stille des Augenblicks, ohne etwas tun oder leisten zu müssen.

Vielleicht ist der Berg von der Sonne beschienen und seine schneebedeckten Gipfel ruhen erhaben im Morgenlicht. Vielleicht wird er von Tieren oder Menschen besucht. Vielleicht ist er von Nebel umhüllt, oder Gewitter mit Sturzregen prasseln auf ihn nieder. Der Berg wird die gewaltigen Wechsel an Licht und Schatten, Wärme und Kälte, Rückzug und Wiedererwachen der Natur mit stiller Erhabenheit beobachten. Der Berg bleibt in seiner Schönheit er selbst, ganz egal ob Unwetter über ihn hinwegfegen oder er von strahlend blauem Himmel umgeben ist.

Und auch wir können die gleiche Ruhe und Stärke verkörpern wie der Berg, während wir schweigend hier sitzen. Auch wir erleben Phasen voller bedrängender Eindrücke, schwieriger Gedanken und Gefühle um uns herum, und dann mag es wieder Zeiten geben, in denen sich der Sturm legt und wir Freude, Zufriedenheit oder Glück empfinden.

Trotz aller Wechsel bleiben wir in unserem Innersten ganz.

Vielleicht möchten Sie, wenn Sie sich nun langsam vom Bild des Berges verabschieden, noch für einige Momente beim Atem verweilen. Spüren Sie dem natürlichen Fluss des Atems durch den Körper nach und öffnen Sie dann langsam die Augen.

Wenn Sie sich von dem Bild des Berges angesprochen fühlen, können Sie sich jederzeit daran erinnern – auf dem Bürostuhl, an der Ampel oder wann immer Sie gerade das Bedürfnis haben, zur Ruhe zu kommen und etwas von dem Gefühl der Gelassenheit und Erhabenheit »tanken« zu wollen, das der Berg ausstrahlt.

Kraftquellen sind individuell. Erfahrungsgemäß erleben manche Menschen das Bild des Berges als inspirierend und genießen die Bergmeditation immer wieder. Andere finden bestimmte Symbole oder andere Naturbilder berührender. Darüber hinaus gibt es

Menschen, die eher durch einen bestimmten Duft oder einer Musik Zugang zu ihrer inneren Ruhe finden.

Einer meiner Patienten zog kürzlich eine Schachfigur, den Turm, aus seiner Hosentasche. Er erzählte mir, dass er ihn immer mit sich trage, weil er ihn an seinen eigenen unberührbaren Kern erinnere, den er trotz aller peinigenden Zwangsgedanken als innere Kraftquelle erlebe.

Im Folgenden finden Sie eine kleine Sammlung von weiteren Bildern oder Geräuschen, die Patienten für sich entdeckt haben, um sich mit ihrer inneren Kraftquelle verbunden zu fühlen:

- das Kommen und Gehen des Meeres / ein stiller See
- meine Katze, die ich im Arm halte und streichele
- mein Sitzplatz auf dem Kirschbaum meiner Kindheit
- der letzte Satz aus Gustav Mahlers zweiter Sinfonie
- die Farbe gelb – ich stelle mir warmes Sonnengelb vor, in das ich eintauche
- mein Kirschkernsäckchen aus Stoff, wenn es frisch aufgewärmt ist
- mein geheimer Ort im Garten, an dem ich als Mädchen mit meiner Freundin saß
- mein eigenes Bild:

....

12 Exposition: das Gefühl umarmen und dem Zwang die Stirn bieten

Beispiel

Annika mochte den Tag gut bewältigen und erlebte immer wieder Momente, in denen die Zwangsgedanken weit entfernt schienen. Wenn sie Hundekot auf der Straße erblickte, wurde sie jedoch jedes Mal wieder von ihrem Zwang eingeholt. Auch wenn es ihr absurd erschien, musste sie sich auf dem schnellsten Weg nach Hause begeben, alle Kleider ausziehen und in die Waschmaschine stecken. Anschließend musste sie ausgiebig duschen, um jede noch so kleine Kontamination mit Kot auszuschließen. Dabei drängten sich ihr ständig Vorstellungsbilder von Parasiten wie beispielsweise Fadenwürmern auf, mit denen sie sich kontaminiert haben könnte. Wenn Annika in die »Zwangswelt« eingetaucht war und ihre Rituale ausführen musste, fühlte sie sich wie unter einer Käseglocke. Wurde sie in diesen Augenblicken von ihrem Partner oder ihren Kindern angesprochen, reagierte sie ungehalten und setzte ihre Zwangshandlungen fort. Kein Reiz schien stark genug zu sein, um sie in ihre »normale Welt« zurückzuholen, bevor alle Zwangsrituale abgewickelt waren.

Automatisch ablaufende Zwangshandlungen. Solche Handlungen finden fast nebenbei statt. So hatte sich beispielsweise Bastian schon lange daran gewöhnt, dass er verschiedene Alltagshandlungen exakt zweimal ausführen musste, damit es sich »richtig« anfühlte. Erst wenn er sich nicht an diese Regel des Zwangs hielt, geriet er unter Anspannung. Diese war nicht übermäßig stark – da ihm die Wiederholungszwänge jedoch so sehr in Fleisch und Blut übergegangen waren, gelang es ihm nur unter höchster Konzentration, die Handlungen zu unterdrücken.

Angehörige als Verbündete gegen den Zwang. Zwangsgedanken können eine sehr mächtige Kraft sein, uns mitreißen, massive Anspannung und Angst auslösen. Sie können zu zeitraubenden Ritualen verleiten, selbst wenn wir gerade mit etwas völlig anderem beschäftigt waren. Für Angehörige ist es oft eine große Herausforderung, das sinnlose Treiben mit anzusehen. Betroffene wiederum fühlen sich verständlicherweise in ihrer Not nicht gesehen, wenn von ihnen verlangt wird, einfach damit aufzuhören. Erfahrungsgemäß ist es hilfreich, wenn Angehörige den Zwang nicht aktiv unterstützen. Aber auch das ist keine leichte Aufgabe. Gerade wenn Betroffene um Hilfe bei der Abwicklung aufwändiger Zwangsrituale bitten, fällt es oft schwer, konsequent zu bleiben.

Wichtig

Vielen Betroffenen und ihren Angehörigen hilft es, sich in einem ruhigen Moment zusammenzusetzen und gemeinsam Strategien für den Umgang mit Zwangssituationen zu entwickeln. Welche Schritte gegen den Zwang sind für den Betroffenen zum jetzigen Zeitpunkt realistisch? Auf welche Verhaltensweisen können Angehörige verzichten, um nicht zum »Komplizen« des Zwangs zu werden? Was könnte ein erstes kleines gemeinsames Ziel sein?

Fast ebenso wichtig für alle Beteiligten sind positive Erfahrungen wie selbstfürsorgliche Aktivitäten und gemeinsame Unternehmungen, damit der Alltag nicht alleine vom Zwang dirigiert wird.

Übung • Einladung zur Atembetrachtung

Nehmen Sie sich einen Moment Zeit. Wenn Sie möchten, schließen Sie die Augen. Wenden Sie die Aufmerksamkeit dem Atem zu und verweilen Sie mit der Aufmerksamkeit für ein paar Atemzüge lang dort, wo Sie ihn am deutlichsten spüren.

Wenn Gedanken an andere Dinge kommen, nehmen Sie einfach zur Kenntnis, dass Sie abgeschweift sind und kehren Sie wieder sanft aber bestimmt zur Betrachtung des Atems zurück.

Öffnen Sie die Augen nach etwa zwei bis drei Minuten wieder und spüren Sie nach.

Selbstfürsorge stärken. Das Praktizieren von Achtsamkeit im Alltag wird manchmal mit der Pflege eines inneren Gartens verglichen. Dabei geht es darum, nährende Pflanzen der Selbstfürsorge und der eigenen Werte zu gießen und andere, wenig heilsame Pflanzen in ihrem Wachstum einzudämmen. Die Bergmeditation und das Entwickeln eines eigenen Ruhebildes sind Beispiele für das Gießen der »inneren Blumen«, während es sich etwa lohnt, allzu hohe Selbstansprüche nicht zu bewässern.

Wenn Sie sich bewusst den Situationen stellen, die vom Zwang besetzt sind, tun Sie beides: Sie dämmen Zwangshandlungen ein und kultivieren hilfreiche Verhaltensweisen. Dabei machen Betroffene immer wieder die Erfahrung, dass viel neue Energie frei wird, wenn die Zeit raubenden Zwangsrituale auf den »inneren Komposthaufen« geworfen werden und daraus neue Blumen entstehen können.

Aktive Konfrontation mit den Zwangsdrachen. Das folgende Kapitel möchte Schritt für Schritt durch den Prozess der Exposition führen, d.h. zu aktiver Konfrontation mit den zwangsbehafteten Situationen einladen. Hier werden nützliche Wege im Umgang mit den dabei auftretenden schwierigen Gefühlen aufgezeigt. Die Achtsamkeit kann dabei als eine Art Freundin dienen. Sie ermutigt dazu, bei den unangenehmen Gefühlen zu bleiben und sie näher zu erkunden, anstelle den gewohnten Ritual nachzugeben. Natürlich schreckt die Vorstellung, unerträglichen Gefühlen von Anspannung, Ekel, Unruhe oder quälender Angst ausgeliefert zu sein, zunächst davon ab, sich dem Zwang zu widersetzen. Wie kann ich jedoch diesen starken Gefühlen begegnen?

12.1 Emotionen da sein lassen: der Atemraum als Tor zur Freiheit

Mit schwierigen Gefühlen verhält es sich ähnlich wie mit unangenehmen Gedanken: Sie lassen sich weder niederkämpfen noch dauerhaft erfolgreich unterdrücken. Sicher können wir unsere Gefühle in gewissem Ausmaß beeinflussen: Wenn wir wehmütige Musik hören, steigt womöglich ein Gefühl von Melancholie in uns auf, während fetzige Tanzmusik Empfindungen von Freude und Lebendigkeit aktiviert. Rufen wir uns ein persönliches Ruhebild vor Augen, sinken Anspannung und Aufregung mit hoher Wahrscheinlichkeit etwas; Vorstellungsbilder von Gefahr und Bedrohung wecken in uns hingegen Unruhe und Angst.

Sind schwierige Gefühle einmal vorhanden, können wir durch Ablenkung meistens erreichen, dass sie nicht die Oberhand gewinnen.

Wichtig

Bei starken Gefühlen funktioniert der Ablenkungsmechanismus jedoch nur begrenzt.

Hinzu kommt, dass wir durch den Kampf oder die Unterdrückung schwieriger Gefühle *viel zusätzliche Energie* verbrauchen, die wir in herausfordernden Augenblicken gut für andere Dinge verwenden könnten.

Übung • Einladung zum Sinnesbad

Schauen Sie für einen Moment auf. Was alles geschieht gerade jetzt, in diesem Augenblick? Was können Sie sehen, hören, riechen, fühlen, schmecken?

Beim Widerstehen gegenüber Zwangsimpulsen wird in der Regel der Sympathikus aktiviert, also der Teil des vegetativen Nervensystems, der für die Erhöhung der Leistungsbereitschaft und die Bewältigung von Gefahren durch Kampf oder Flucht zuständig ist. Dadurch wird Energie bereitgestellt: Herzfrequenz und Blutdruck steigen, die Pupillen weiten sich, es kommt unter Umständen zu vermehrter Schweißsekretion und ein subjektives Gefühl von Anspannung entsteht.

Das ist per se nicht schlecht. Wir versetzen uns dadurch in die Lage, Herausforderungen anzugehen und Ziele zu erreichen. Schwierig wird es allerdings, wenn die Aktivierung sehr ausgeprägt ist und wir wenig Entspannung durch den Parasympathikus erleben, der für Erholung und Beruhigung zuständig ist. Die Situation kann dann schwer zu ertragen sein, denn ich kämpfe auch noch gegen dieses unangenehme Gefühl an. In diesem Fall habe ich gleich zwei Gegner: den Zwangsimpuls, dem ich mich widersetzen möchte, und das Gefühl, das ich niederringen will.

Öl ins Feuer gießen. Durch den Doppelkampf erhält der Körper die Botschaft: »Achtung, gleich zwei Probleme! Die Dinge laufen falsch! Du musst noch mehr kämpfen!« In der Folge nimmt die Anspannung noch stärker zu. Anders ausgedrückt, könnte man sagen, dass das Gefahrensystem übermäßig aktiv ist.

Das Gleichnis der zwei Pfeile. Im Buddhismus gibt es eine Parabel, die diese Situation gut wiederspiegelt: Der erste Pfeil, der uns treffen kann, sind die unangenehmen Gefühle bzw. die schmerzhafte Empfindung als solches. Der zweite Pfeil sind unsere Reaktionen darauf: Unsere Wut, Angst oder unser Aufbegehren gegen die Empfindung. Während der erste Pfeil unvermeidlich ist – wir alle werden im Leben bekanntlich von dem einen oder anderen Pfeil schmerzlicher Erfahrungen getroffen – schießen wir den zweiten Pfeil gewissermaßen selbst auf uns ab. Dieser zweite Pfeil ist vermeidbar.

Unangenehme Gefühle sind nicht gefährlich. In den seltensten Fällen setzen sie uns so außer Gefecht, dass wir nicht mehr handeln können. Wenn wir ihnen nicht bis an die Zähne bewaffnet entgegentreten, sondern sie mit Freundlichkeit und Neugier wahrnehmen können, verlieren sie in der Regel ihren Schrecken. Manche Menschen spricht hier das Bild des Scheinriesen aus »Jim Knopf« von Michael Ende an, der aus der Ferne bedrohlich wirkt, sich aus der Nähe betrachtet jedoch als harmloses Männlein entpuppt. Darüber hinaus sind Gefühle grundsätzlich ein Ausdruck von Lebendigkeit und enthalten wichtige Informationen. Es macht also durchaus Sinn, wenn wir uns unseren Emotionen zuwenden.

Schwierige Emotionen zulassen. Um eine hilfreiche Haltung gegenüber schwierigen Gefühlen einzunehmen, ist es wichtig, sie zunächst wahrzunehmen. Manche Menschen neigen beim Verzicht auf Zwangsrituale dazu, regelrecht »abzutauchen«: Sie sind zwar mit dem Körper noch anwesend, versuchen jedoch innerlich möglichst wenig von der Situation mitzubekommen. Sie wandern in Gedanken ganz woanders hin. Dadurch schwindet nicht nur die Chance auf Entwicklung heilsamer Einstellungen gegenüber schwierigen Emotionen, sondern die Situation wird beim nächsten Mal nicht gerade einfacher. Darüber hinaus können uns durch diese »Augen-zu-und-durch-Mentalität« wichtige Informationen entgehen, die hilfreiche Verhaltensweisen erfordern.

Der »Drei-Minuten-Atemraum«. Diese Übung stammt aus der achtsamkeitsbasierten kognitiven Therapie (MBCT). Sie eignet sich gut dazu, in Kontakt mit dem eigenen Erleben zu kommen und eine freundliche, offene Haltung gegenüber aktuellen Gefühlen, Gedanken und Körperempfindungen zu entwickeln. Es empfiehlt sich, den Atemraum zunächst in Alltagssituationen zu üben, die nicht vom Zwang belastet sind. Anschließend kann die Übung auch zunehmend in schwierigeren Situationen angewendet werden.

Übung • Der Atemraum

Er besteht aus drei Schritten und kann inmitten des Alltags wie auch in Zwangssituationen jederzeit angewandt werden:

(1) **Einen Überblick verschaffen:** Nehmen Sie wahr, welche Gedanken, Gefühle und Körperempfindungen gerade da sind, ohne sie zu bewerten oder Einfluss darauf nehmen zu wollen. Sie können sie innerlich benennen, etwa so »Anspannung ist da«, »Gedanken an meinen Vortrag sind da« und »im Bauch spüre ich einen Knoten«. Vielleicht können Sie auch die Qualität der Empfindungen wahrnehmen. Ist es ein rasches Andrängen von Gedanken und ein diffuses Knäuel von Gefühlen, oder können Sie eher eine eindeutige Stimmung und wenige, dahinplätschernde Gedanken bemerken?

(2) **Den Anker auswerfen:** Halten Sie einen Augenblick inne und schenken Sie dem Atem ein paar Atemzüge lang so gut wie möglich Ihre volle Aufmerksamkeit. Spüren Sie das Ein- und Ausströmen der Luft und die kleine Pause dazwischen, ohne die Bewegungen des Atems bewerten oder verändern zu wollen. Wenn es Ihnen hilft, können Sie in Gedanken bei jedem Atemzug »ein-aus« oder »eins-zwei« wiederholen.

(3) **Sich als Ganzes spüren:** Nehmen Sie den Körper als Ganzes wahr – den Kontakt zum Boden, die Aufrichtung nach oben, Haltung und Gesichtsausdruck. Wenn ein spontaner Impuls kommt, etwas zu verändern, möchten Sie ihm vielleicht nachgeben. Vielleicht möchten Sie auch einfach nur wahrnehmen.

Es hat sich bewährt, den Atemraum zunächst zu festgelegten Zeiten zu üben, zum Beispiel morgens im Bett vor dem Aufstehen, auf dem Rückweg von der Arbeit im Zug und abends vor dem Zähneputzen.

Manchmal ist es auch hilfreich, den Atemraum für eine selbstfürsorgliche Alltagsgestaltung zu nutzen. So kann ich mir am Ende dieser inneren »Standortbestimmung« folgende Fragen stellen:

- Was würde mir ausgehend von meinen Empfindungen gerade guttun?
- Wie möchte ich die nächsten Stunden gestalten?

Möglicherweise bemerke ich nur, dass ich etwas trinken mag; vielleicht merke ich aber auch, dass ich mich nach einem Menschen sehne, den ich gerne anrufen möchte.

Allmählich lässt sich der Atemraum auch auf Expositionsübungen ausdehnen. Das genaue Vorgehen können wir unter Abschnitt 12.4 näher betrachten. Vor der systematischen Konfrontation mit dem Zwang lohnt sich zunächst eine systematische Betrachtung der Alltagssituationen, in denen der Zwang eine Rolle spielt.

12.2 In welchen Situationen verfolgt mich der Zwang?

In Abschnitt 8.5 haben wir die Möglichkeit kennengelernt, sich durch ein Zwangstagebuch einen Überblick über die wichtigsten Zwangssituationen im Alltag zu verschaffen. Diese Übersicht bildet eine gute Basis für die Sammlung geeigneter Übungssituationen. Ergänzend oder alternativ können Sie auch einen typischen Tagesablauf vor Ihrem inneren Auge vorbeiziehen lassen und Situationen identifizieren, die von den Zwängen besetzt sind.

Der Alltag wird dem Zwang angepasst. Manchmal gibt es Situationen, die aufgrund von Zwängen gar nicht mehr Bestandteil des Alltags sind, obwohl sie uns wichtig und wertvoll erscheinen:

- Tim beispielsweise vermied es, das Haus seiner Eltern zu besuchen, da der Zwang ihm einredete, er könne sich dort mit Hepatitis anstecken.
- Sven war schon seit mehreren Jahren nicht mehr Straßenbahn gefahren aus Angst, er könne dort sein Portemonnaie liegen lassen.

▶ Tina arbeitete als Arzthelferin, überließ das Blutabnehmen jedoch immer ihrer Kollegin, da sie eine Infektion mit HIV-Viren fürchtete.

Übung

Wenn Sie sich systematisch Ihren Zwängen stellen möchten, können Sie folgendermaßen vorgehen:

(1) Nehmen Sie Ihr Zwangstagebuch zur Hand oder sammeln Sie aus der Erinnerung wichtige Situationen im Alltag, in denen Sie unter Zwangsgedanken und/oder Zwangshandlungen leiden. Notieren Sie diese auf einem Blatt Papier.

(2) Ergänzen Sie die Liste durch Situationen oder Handlungen, die Ihnen wichtig sind, aber die Sie im Alltag zurzeit gar nicht (mehr) ausführen.

(3) Wählen Sie diejenigen Situationen, in denen Sie am meisten unter Ihrem Zwang leiden, oder die für Sie besonders wichtig und wertvoll sind, aufgrund des Zwangs jedoch gar nicht mehr möglich erscheinen. Auch wenn der Zwang sehr viele Situationen besetzt, sollten es nicht mehr als sechs bis acht Situationen sein.

Bringen Sie die Situationen in eine Rangreihe, indem Sie Zahlen für den Schwierigkeitsgrad vergeben: Eine Zehn würde bedeuten, dass die Situation extrem schwierig ohne Zwangsrituale zu bewältigen wäre. Je niedriger die Zahl ist, desto leichter ist die Situation ohne Zwangsrituale umzusetzen.

Gezielten Widerstand leisten. Der nächste Schritt kann sehr unterschiedlich ausfallen. Im Rahmen einer Psychotherapie würde man häufig mit einer mittelschweren Situation (Schwierigkeitsgrad 5–6) beginnen, dem Zwang – zunächst in Begleitung des Therapeuten oder der Therapeutin – gezielt Widerstand zu leisten. Das bedeutet konkret, sich in die Zwangssituation hineinzubegeben, ohne dem Zwangsimpuls nachzugeben. Ebenso ist es jedoch auch möglich, zunächst in einer leichteren Situation zu versuchen, dem eigenen Zwangsimpuls zu widerstehen. Falls sich der Widerstand gegen die Zwangsimpulse als sehr schwierig erweist, lassen Sie sich nicht entmutigen. Manchmal braucht es genau an dieser Stelle die Unterstützung durch therapeutische Begleitung. Wenn Sie in erster Linie unter Zwangsgedanken leiden, eignen sich spezielle Strategien, die weiter unten ausführlicher vorgestellt werden.

Übung • Einladung zur Atembetrachtung

Nehmen Sie sich einen Moment Zeit. Wenn Sie möchten, schließen Sie die Augen. Wenden Sie die Aufmerksamkeit dem Atem zu und verweilen Sie mit der Aufmerksamkeit für ein paar Atemzüge lang dort, wo Sie ihn am deutlichsten spüren.

Wenn Gedanken an andere Dinge kommen, nehmen Sie einfach zur Kenntnis, dass Sie abgeschweift sind und kehren Sie wieder sanft aber bestimmt zur Betrachtung des Atems zurück.

Öffnen Sie die Augen nach etwa zwei bis drei Minuten wieder und spüren Sie nach.

12.3 Die Situation gestalten

Um dem Zwangsdrachen möglichst wirkungsvoll die Stirn bieten zu können, lohnt es sich, die Situation zuvor möglichst genau im Kopf lebendig werden zu lassen. Einige Menschen finden es hilfreich, den Ablauf vorher sogar zu Papier zu bringen.

Beispiel

Gustav hatte jedes Mal nach dem Toilettengang das Gefühl, seine Hände mehrere Minuten lang nach einer genau festgelegten Abfolge waschen zu müssen. Darüber hinaus seifte er seine Arme bis zum Ellenbogen ein. Wenn er versehentlich mit der Haut das Waschbecken berührte, musste er sein gesamtes Ritual wiederholen. Als Verhaltensziel notierte er: Ich wasche die Hände nur bis zum Handgelenk und max. 30 Sekunden (entspricht etwa der Dauer einer Strophe von »Der Mond ist aufgegangen«). Dabei nehme ich nur einmal Seife. Wenn ich versehentlich das Waschbecken berühre, verlängere ich das Waschen nicht.

Lena entschied sich dafür, zunächst noch nicht das Verlassen des Hauses am Morgen als Übungssituation auszuwählen, weil ihr die Zwangsrituale hier zu mächtig erschienen. Der Abend hingegen schien ihr ein geeigneter »Einstieg« ins Üben. So verbot ihr der Zwang, sich schlafen zu legen, solange sie sich nicht noch ein letztes Mal in die Küche begeben und alle Elektrogeräte in genau festgelegter Reihenfolge überprüft hatte. Als Verhaltensziel formulierte sie: Ich gehe zum Umziehen und Zähneputzen ins Bad. Anschließend werfe ich noch einen Blick auf mein Handy, ob mein Wecker gestellt ist. Wenn ich den Impuls verspüre, ebenfalls Herd, Wasserkocher und Toaster in der Küche zu kontrollieren, werde ich stattdessen tief durchatmen und mich ins Bett legen.

Was ist ein vernünftiger Maßstab?

Manchmal fällt es nicht leicht, das zu entscheiden. Insbesondere wenn der Zwang schon viele Jahre Regiment führt. Wie oft ist es sinnvoll, zu duschen? Wie lange möchte ich unter der Dusche stehen? Was kontrolliert man im Haus, bevor man in den Urlaub fährt? Wie oft überprüft man eine Online-Überweisung, ehe man sie absendet?

Bei solchen Fragen kann es hilfreich sein, gemeinsam mit Therapeut / Therapeutin eine gute Richtschnur zu finden oder bei Personen im eigenen Umfeld, denen man vertraut, eine kleine »Umfrage« zu starten.

Das eigene Drehbuch erstellen. Versuchen Sie für Ihr Zielverhalten möglichst offen zu sein: Welche Schwierigkeiten könnten auftreten? Welche Lösungsmöglichkeiten können Sie für sich finden? Je konkreter und lebendiger Sie sich das gewünschte Verhalten im Kopf ausmalen, desto leichter fällt in der Regel die Umsetzung.

Beispiel

Gustav fürchtete starke Gefühle von Anspannung und Ekel, wenn er auf das Händewaschen verzichtete, die sich ins Unerträgliche steigern könnten. Außerdem hatte er Angst, nach dem – aus Sicht des Zwangs – *unvollständigen* Händewaschen seine persönlichen Gegenstände wie Handy, Zahnbürste oder gar Kopfkissen nicht mehr benutzen zu können.

Um mit der voraussichtlichen Anspannung umzugehen, versuchte er sich daran zu erinnern, dass Gefühle nicht gefährlich sind, und auch nicht ewig lange anhalten. »Es wird sich ziemlich mies anfühlen, aber irgendwann wird es weniger werden«, ermutigte er sich. Um sich etwas mehr Klarheit über sein Erleben zu verschaffen, nahm er sich vor, das unangenehme Gefühl während der Übung näher zu erforschen. Außerdem bezog er in die Übung Vorsätze ein, persönliche Dinge weiterhin anzufassen, auch wenn seine Hände nicht perfekt sauber sein würden. So nahm er sich vor, nach der Rückkehr aus dem Bad sein Handy und sein Kopfkissen extra zu »kontaminieren«.

Lena fürchtete, dass der Zwang sie im Bett nicht in Ruhe lassen würde. Würde die Vorstellung nicht verlockend sein, durch ein kurzes Kontrollritual beruhigt einschlafen zu können? Wie sollte sie sich später nur gegen den Zwang behaupten? Schließlich half Lena die Vorstellung, dass es vielleicht nur schwer möglich und vermutlich auch gar nicht notwendig sein würde, den Zwangsdrachen aus dem Bett zu verbannen. Während der Übung achtete sie bewusst auf den Atem, nahm die Anspannung im Körper wahr und beschloss, noch ein wenig zu lesen. »Es ist okay, dieses dumpfe Gefühl im Magen zu haben. Das zeigt mir, dass ich den Zwang jetzt gerade richtig herausfordere«, sagte sie sich. Es dauerte an diesem Abend eindeutig länger, bis sie eingeschlafen war, aber als sie am anderen Morgen erwachte, war sie etwas stolz auf sich.

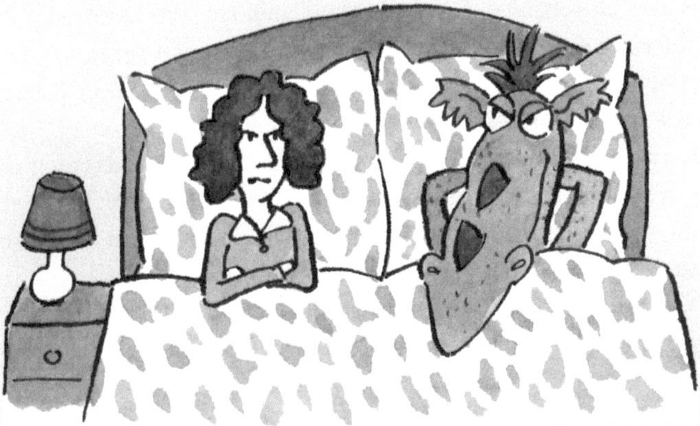

Abbildung 7 Das eigene Drehbuch erstellen

12.4 Umgang mit schwierigen Gefühlen: die Gipfelerkundung

Manche Menschen haben die Erwartung, dass ihre Angst oder Anspannung bis ins Unermessliche ansteigen könnte, wenn sie ihren Zwangsimpulsen nicht nachgeben. Damit verbunden sind nicht selten Vorstellungen, *verrückt*, oder zumindest völlig handlungsunfähig zu werden, wenn die Gefühle sehr stark werden. In nur ganz wenigen Situationen jedoch sind wir durch unsere Emotionen gar nicht mehr in der Lage, zu handeln.

Anspannungszustände halten nicht ewig an. Die Aktivierung des sympathischen Nervensystems, die mit Angst und Stress einhergeht, wird irgendwann mithilfe einer Gegenregulation durch das parasympathische Nervensystem gestoppt. Zudem werden die Stresshormone Adrenalin und Noradrenalin langsam wieder chemisch abgebaut. Dabei nimmt der Anspannungsverlauf meistens die Form eines umgekehrten U's an: Die Anspannung steigt oft heftig an, bleibt dann eine Weile auf einem Gipfelplateau und fällt allmählich wieder ab. Auf dem Gipfel der Anspannung ist die Versuchung groß, ein Zwangsritual anzuwenden, um schnell wieder »ins Tal« zu gelangen. Das ist nachvollziehbar, weil kurzfristig Erleichterung eintritt. Es ist so ähnlich, wie wenn ich bei einer Wanderung durch eine unwirtliche Gegend rasch in ein Taxi einsteige, um dem ungemütlichen Ort zu entkommen.

Eine Taktik mit wenig Erfolg. Fatal daran ist jedoch, dass ich dadurch nicht mit der Anspannung vertraut werden kann: Ich erlebe nicht, dass sie mir nicht schadet, dass ich sie aushalten kann, und dass sie letztlich auch wieder abnimmt.

Gleichzeitig braucht es Mut: Emotionen werden hauptsächlich durch Gehirnbereiche vermittelt, die wir nicht durch Willenskraft direkt steuern können. Das bedeutet, dass wir auch zunächst einmal mit dem Gefühl gemeinsam in der Situation bleiben werden, wenn wir uns dafür entscheiden, nicht den Rückzug anzutreten oder dem Zwangsimpuls nachzugeben.

Wichtig

Achtsamkeit kann helfen, das schwierige Erleben offen und unvoreingenommen näher zu erforschen. Sie lädt dazu ein, den *Lichtstrahl der Aufmerksamkeit* auf die unangenehme Empfindung zu richten und sie zu erkunden.

Abstand gewinnen. Neuere Untersuchungen haben ergeben, dass es hilfreich ist, wenn wir die schwierigen Emotionen auch benennen. Wir kleben dem Ganzen also ein »Etikett« auf. Möglicherweise fällt es uns leichter, inneren Abstand zu einer Sache zu finden, wenn wir sie benannt haben (etwa: »Da ist Angst« oder »Was ich spüre, ist hauptsächlich Ärger«). Außerdem können wir unser Repertoire zur Bewältigung bestimmter Emotionen erst dann zielgerichtet einsetzen, wenn wir sie eindeutig identifiziert haben.

Beispiel

Verena hatte sich vorgenommen, zum ersten Mal nicht jedes Glas auf winzig kleine Insekten hin zu überprüfen, bevor sie es in die Spülmaschine stellte. Auch wenn ihr der Zwang vorgaukelte, dass sie sich damit zur Mörderin machte, würdigte sie kein Geschirrstück eines zweiten Blickes. Sie drückte auf den Startknopf und schloss die Spülmaschine, auch wenn sich ihr dabei der Magen umdrehte.

Verena spürte, wie sich ihre Kehle zuschnürte und zitterte ein wenig. »Am stärksten spüre ich Angst«, fiel ihr auf, »und außerdem sind da Schuldgefühle«. Dennoch versuchte sie bei ihrem Erleben zu bleiben. Ihr Hals brannte innerlich und fühlte sich an, als würde sie jemand würgen. Verena legte eine Hand auf den Hals und spürte, wie sich ihr Atem unter der Wärme etwas zu beruhigen begann. »Es ist okay, das zu fühlen«, sagte sie sich, »all das darf da sein«. Das Gefühl im Hals wurde nicht merklich anders, aber es fühlte sich gut an, mit Freundlichkeit dort hinzuatmen. Irgendwie hatte Verena den Eindruck, als wäre mehr Raum entstanden, obwohl ihr Hals immer noch brannte. Mit der Zeit schien sich etwas zu lösen. Sie spürte, dass sie Tränen in den Augen hatte, und ihre Muskeln hatten sich entspannt.

Sie ließ den Tränen freien Lauf, während die Spülmaschine vor sich hin surrte. Verena spürte Mitgefühl mit sich angesichts des ewigen Kampfes, keinem Wesen zu keinem Zeitpunkt schaden zu dürfen. Gleichzeitig nahm der Drang, noch einmal alles kontrollieren zu müssen, allmählich ab. Verena spürte, wie sie sich zunehmend beruhigte und verließ schließlich die Küche, um nach ihrer Katze zu sehen.

Das Beispiel zeigt, dass der Aufenthalt auf dem Anspannungsgipfel recht ungemütlich sein kann, jedoch zeitlich begrenzt ist. Dabei mögen die auftretenden Empfindungen sehr unterschiedlich ausfallen. Während Gefühle bei genauerer Erkundung manchmal zunächst intensiver werden, verändern sie in anderen Fällen eher ihre Qualität oder lösen sich sogar auf.

Dem Gedanken aktiv begegnen. Nicht immer verringert sich das Ausmaß an Anspannung so schnell wie in Verenas Fall. Doch auch wenn das unangenehme Gefühl über mehrere Stunden andauert, ist es in der Regel zunehmend leichter auszuhalten. Manche Patienten empfinden das Bild eines Forschers als hilfreich, welcher mit einer imaginären Taschenlampe ins Innere des Körpers steigt und alle aufkommenden Empfindungen mit Neugier und Offenheit erkundet. Dabei geht es nicht darum, Angst, Anspannung oder andere Missempfindungen sympathisch oder gar angenehm finden zu müssen. Ziel ist es vielmehr, schwierigen Gefühlen, Körperwahrnehmungen oder Gedanken aktiv zu begegnen.

Wichtig

Je offener wir uns herausfordernde Dinge anschauen können, desto mehr Handlungsspielraum entwickeln wir, in hilfreicher Weise mit ihnen umzugehen.

Auseinandersetzung mit einem schwierigen Gefühl

Sie können das Gefühl so genau wie möglich in Ihrem Körper wahrnehmen.

- Wo ist es am deutlichsten spürbar?
- Hat es klare Konturen oder ist es eher diffus?
- Nehmen Sie vielleicht sogar eine bestimmte Farbe wahr?
- Bewegt es sich in eine bestimmte Richtung oder bleibt es an der gleichen Stelle?
- Gibt es Gedanken, Erinnerungen, Symbole, die zu diesem Gefühl auftauchen?

Versuchen Sie alle Wahrnehmungen so gut es Ihnen möglich ist, mit Interesse und möglichst wertfrei zu registrieren.

Wenn das schwierige Gefühl sehr stark ist, können Sie sich auch immer wieder Raum verschaffen, indem Sie auf das achten, was sonst noch da ist: die Bewegungen des Atems, der Boden unter den Füßen, die Gegenstände um Sie herum.

Falls Sie kaum einen Abfall an Anspannung verspüren, bedeutet das nicht, dass Sie etwas falsch machen. Bei manchen Menschen bleibt die Anspannung über längere Zeit relativ konstant. Heute weiß man, dass ein Anspannungsabfall während der Übung nicht unbedingt notwendig ist, um langfristig erfolgreich mit Zwängen umzugehen. Entscheidend ist alleine, dass Sie dem Zwangsimpuls widerstehen.

Achtsamkeit als gute Freundin. Vielleicht finden Sie anfänglich auch die Vorstellung eines guten Freundes oder einer guten Freundin hilfreich, der oder die Sie durch die Situation begleitet und Ihnen zuversichtlich zur Seite steht. Achtsamkeit kann als solch eine Freundin gesehen werden. Sie macht Mut, die Situation so anzusehen wie sie ist und unterstützt Sie darin, inneren Abstand von aufdringlichen Gedanken zu nehmen. Durch Gelassenheit und Mitgefühl schafft Achtsamkeit Ihnen Raum, auch unangenehme Empfindungen anzunehmen.

12.5 Die Situation ist bewältigt: Wie geht es weiter?

Ist es gelungen, dem Zwang in einer bestimmten Situation Widerstand zu leisten, ist es wichtig, »am Ball zu bleiben« und die Situation auch künftig nicht vom Zwang dominieren zu lassen.

Bleiben Sie beharrlich. Am besten ist es natürlich, wenn es gelingt, die Situation weiterhin konsequent ohne Zwangsritual zu meistern. So kann ich mir beispielsweise vornehmen, meine E-Mails vor dem Abschicken nur noch einmal durchzulesen und dies dann auch fortan tun. Oder ich kann mein Händewaschen dauerhaft auf 30 Sekunden reduzieren und dabei auf Desinfektionsmittel verzichten. In der Regel werde ich dabei die Erfahrung machen, dass die Handlungsabläufe mit der Zeit einfacher werden und die Anspannung von Mal zu Mal etwas abnimmt. Dabei geschieht es oft, dass auch andere Situationen leichter ohne Zwangsrituale bewältigt werden können – man spricht von *Generalisierung*.

Wichtig

Sie können sich in der Bewältigung von Zwängen sehr unterstützen, wenn Sie schwierige Situationen auf systematische Weise angehen: Gestalten Sie allmählich immer mehr bedeutsame Lebensbereiche aus der Liste ohne Zwangsrituale.

Gleichzeitig kann es geschehen, dass die Zwangsimpulse gelegentlich wieder mächtig erscheinen. So kann beispielsweise Müdigkeit, Stress oder Langeweile die Widerstandskraft gegenüber dem Zwang herabsetzen. Viele Patienten berichten auch, dass es ihnen nicht leichtfällt, in einer bestimmten Situation keine Zwangsrituale auszuführen, wenn sie sich noch angespannt oder auch erschöpft von einer vorherigen Situation fühlen, in der sie dem Zwangsimpuls tapfer standgehalten haben.

Zusammenfassung

Folgende Einsichten können hilfreich sein, um dem Zwang effektiv zu begegnen:

- auch kleine Fortschritte vergrößern die Freiheit!
- am Ball bleiben hilft: Was anfangs viel Kraft kostet, geht zunehmend leichter!
- Schwierige Gefühle sind nur unangenehm, nicht gefährlich!
- Jeder zwangsfreie Moment macht Platz für ein wertvolles Leben!

Zu den persönlichen Werten, die eine bedeutsame Rolle im Umgang mit Zwängen spielen, werden wir in Kapitel 14 noch ausführlicher zurückkommen.

Wichtig

Neuere Untersuchungen haben außerdem ergeben, dass alte Verknüpfungen im Gehirn zwischen einem zwangsauslösenden Reiz und einer unangenehmen Konsequenz, wie beispielsweise der Wahrnehmung von Gefahr, nicht einfach gelöscht, sondern vielmehr durch neue Lernerfahrungen überschrieben werden. Je vielfältiger und abwechslungsreicher die neuen Erfahrungen sind, desto stabiler bilden sich die neuen Verknüpfungen aus.

Daher ist es sehr hilfreich, wenn Sie

- die Übungen abwechslungsreich gestalten, d.h. Schwierigkeitsgrad, Dauer und Häufigkeit variieren
- die Übungen immer wieder an verschiedenen Orten, auf verschiedene Weise und zu unterschiedlichen Zeiten durchführen
- die neuen Erkenntnisse ganz bewusst mit den »Märchengeschichten« des Zwangs vergleichen
- einzelne Auslöser für den Zwang nach und nach miteinander kombinieren und sich z. B. auch an angstbesetzten Orten bewusst mit schwierigen Zwangsgedanken auseinandersetzen

Gerade wenn der Alltag schon lange Zeit von Zwangsritualen geprägt war, kann es allerdings hilfreich sein, konkrete Strategien an der Hand zu haben, die den inneren Freiraum gegenüber dem Zwang stärken. Hier kann auch der Atemraum eine wertvolle Unterstützung bieten.

12.6 Der Atemraum in Momenten des Zwangs

Der Atemraum eignet sich besonders gut auch bei Zwangsimpulsen oder -gedanken, die sich ins Bewusstsein drängen. Er lässt sich auch hier in drei Schritte unterteilen:

(1) Den Zwang benennen. Der erste – und möglicherweise schwierigste Schritt – besteht darin, zu erkennen, dass der Zwang gerade »spricht«. Sie können ihn zunächst etikettieren (etwa: *»Hallo Zwang, da bist du ja wieder.«*) und anschließend schauen, welche Gefühle und Körperempfindungen den Zwang begleiten. Ist da vielleicht Angst, Ärger, Schuld oder etwas ganz anderes? Fühlt sich der Körper angespannt, leer, taub an? Oder gibt es vielleicht auch andere Empfindungen?

(2) Den Anker werfen. Sie können nun eine Zäsur setzen, indem Sie sich zunächst einige Augenblicke lang auf den Atem konzentrieren. Versuchen Sie nichts zu erzwingen und lassen Sie den Atem fließen, wie er aus Ihnen heraus strömen möchte. Wenn Gedanken an andere Dinge kommen, kehren Sie einfach sanft und bestimmt zum Atem zurück. Manchen Menschen hilft es dabei, die Ein- und Ausatmung zu benennen, etwas »ein – aus« oder »eins – zwei«. Der Atem bietet eine kraftvolle Möglichkeit, sich einen sicheren Stand gegen die Wogen des Zwangs zu schaffen.

(3) Für sich sorgen. Im dritten Schritt geht es wieder darum, sich als Ganzes zu spüren. Vielleicht gelingt es Ihnen dabei, sich aus der Perspektive eines guten Freundes wahrzunehmen. Was ist Ihnen in der aktuellen Situation möglich, um sich gegen den Zwang zu behaupten?

Strategien gegen den Zwang

Im Folgenden finden Sie eine Liste mit möglichen Strategien, um gegen den Zwang anzugehen. Prüfen Sie immer wieder aufs Neue, welche der Strategien Ihnen im aktuellen Augenblick helfen könnte, um den Zwang zu bewältigen und nicht in den alten Automatismus abzurutschen. (Sie finden das Arbeitsblatt 4 »Strategien gegen den Zwang« auch im Online-Material zum Download.)

(1) Führen Sie eine »Miniexposition« durch! Tun Sie nach Möglichkeit genau das Gegenteil von dem, was der Zwang vorgibt. Wenn Sie beispielsweise nach dem Anfassen der Türklinke den Zwangsimpuls haben, die Hände zu waschen, berühren Sie die Türklinke bewusst noch einmal und tun Sie danach etwas ganz anderes.

(2) Gehen Sie achtsam die nächsten Alltagsschritte an. Lenken Sie Ihre Aufmerksamkeit ganz bewusst auf das, was Sie gerade tun und versuchen Sie den Augenblick mit allen Sinnen wahrzunehmen: Konzentrieren Sie sich auf das, was Sie in der gegenwärtigen Situation sehen, hören, fühlen, riechen. Manchmal hilft es, wenn Sie innerlich für sich aussprechen, was Sie gerade tun (z. B. »Jetzt lasse ich Wasser ins Spülbecken ein« … »Jetzt rieche ich den Zitronenduft des Spülmittels« oder »Jetzt spüre ich den Regen im Gesicht«, »Jetzt laufe ich schneller« …). Spüren Sie den Kontakt der Füße mit dem Boden, seien Sie sich Ihres Atems gewahr, während Sie die nächsten Alltagsdinge tun.

(3) Verschieben Sie die Zwangshandlung. Wenn Sie einen anhaltend starken Drang zur Ausübung der Zwangshandlung wahrnehmen, verschieben Sie die Ausführung nach Möglichkeit, z. B. um eine halbe Stunde, um etwas Luft zu gewinnen. Vielleicht werden Sie anschließend dem Zwangsimpuls nachgeben, vielleicht ist er auch gar nicht mehr so stark.

(4) Schenken Sie sich etwas Gutes. Wenn der Zwangsimpuls nicht übermäßig stark ist, können Sie auch darauf achten, ob Sie sich etwas Gutes tun können, z. B. einen guten Freund anrufen, eine Tasse Tee kochen und Ihre Lieblingsmusik anschalten, sich an der frischen Luft bewegen, einen aufmunternden Fernsehfilm anschauen oder andere Dinge, die Ihnen ein gutes Gefühl geben.

(5) Erledigen Sie etwas Wichtiges. Vielleicht gibt es eine Aufgabe außerhalb des Zwangsrituals, die Sie in Angriff nehmen können und die Ihnen das Gefühl gibt, etwas Wichtiges zu erledigen oder etwas Sinnvolles zu tun. Wenn Sie den Drang zu Putzritualen haben, könnten Sie z. B. Ihr Fahrrad reparieren, fällige Überweisungen tätigen oder sich um das Gemüsebeet kümmern.

(6) Wenn der Zwang zu mächtig ist. Wenn der Zwangsimpuls sehr stark ist, fühlen Sie sich möglicherweise auch von Zeit zu Zeit nicht in der Lage, Widerstand zu leisten. Führen Sie die Zwangshandlung in dem Fall ganz bewusst aus, ohne sich Vorwürfe zu machen. Sie können sich dabei so etwas sagen wie: »Für dieses Mal gebe ich dem Zwang nach. Das heißt jedoch nicht, dass ich nächstes Mal auch nachgeben muss.« Vielleicht spüren Sie beim nächsten Mal noch früher, wenn Sie ins Zwangsritual abrutschen und können rechtzeitiger für sich Sorge tragen.

(7) Weitere hilfreiche Verhaltensweisen:

....

....

....

Einen langen Atem haben. Wertvoll ist an dieser Stelle eine Haltung der Offenheit und Neugier. Erwarten Sie nicht, dass sich mit dem Atemraum alle Zwänge auflösen. Der Ansatz kann aber sehr hilfreich dabei sein, sich dem Zwang nicht mehr ausgeliefert zu fühlen und zunehmend besser auf die Rituale zu verzichten. Versuchen Sie, die Anwendung des Atemraums in Zwangssituationen als eine Art Experiment zu betrachten. Gut ist es, wenn Sie möglichst »am Ball bleiben« und die Übung mehrere Male ausprobieren, selbst wenn sich der Ansatz zunächst fremdartig anfühlen mag. Manche Betroffene haben gute Erfahrungen damit gemacht, sich die drei Schritte des Atemraums zu kopieren und in den Geldbeutel zu legen oder auf ihr Handy zu sprechen. Wenn die Zwänge anhaltend stark und schwer zu bewältigen sind, scheuen Sie sich nicht, therapeutische Hilfe in Anspruch zu nehmen.

Einladung zur Atembetrachtung

Nehmen Sie sich einen Moment Zeit. Wenn Sie möchten, schließen Sie die Augen. Wenden Sie die Aufmerksamkeit dem Atem zu und verweilen Sie mit der Aufmerksamkeit für ein paar Atemzüge lang dort, wo Sie ihn am deutlichsten spüren.

Wenn Gedanken an andere Dinge kommen, nehmen Sie einfach zur Kenntnis, dass Sie abgeschweift sind und kehren Sie wieder sanft aber bestimmt zur Betrachtung des Atems zurück.

Öffnen Sie die Augen nach etwa zwei bis drei Minuten wieder und spüren Sie nach.

12.7 Umgang mit Zwangsgedanken

Wie wir bereits gesehen haben, ist für manche Menschen der Verzicht auf äußere Zwangshandlungen gar nicht so entscheidend, weil sich der Zwangsdrache ausschließlich im Kopf eingenistet hat. Das kann besonders quälend sein. Rein äußerlich ist kein Problem erkennbar, während im Inneren »ein Orkan tobt«, wie es ein Patient einmal genannt hat.

Wie gehe ich mit einem aggressiven, sexuellen, gotteslästerlichen oder anderen Zwangsgedanken um?

Auch zwanghaftes Grübeln besteht genau genommen aus zwei Teilen: Einem aufdringlichen Gedanken einerseits, und Versuchen, diesen weiter zu analysieren, einzuordnen oder durch Gegenargumente zu entkräften andererseits. Je stärker ich mich auf die inneren Diskussionen jedoch einlasse, desto mehr tauche ich in die »Zwangswelt« ein: Der Gedanke erscheint immer bedeutsamer und trennt mich zunehmend vom realen Alltagsgeschehen.

Wie wir bereits gesehen haben, ist es im Umgang mit Zwangsgedanken wichtig, die aufdringlichen Gedanken als ungefährliche und nicht verwerfliche Ereignisse im Kopf zu sehen. Die innere Freiheit steckt letztlich in der *Haltung*, die ich den Gedanken entgegenbringe:

Wichtig

Ich kann die Zwangsgedanken weder selbst stoppen noch muss ich das. Aber ich kann beeinflussen, wie ich auf sie reagiere.

Auch hier kann der Atemraum ein wertvoller Ansatz sein, um sich im Hier und Jetzt zu verankern, inneren Abstand von den belastenden Inhalten zu finden und hilfreiche Verhaltensweisen einzuleiten.

Beispiel

Armin war ein begeisterter Fußballtrainer und bereitete die F-Jugend seines Vereins mit großem Einsatz auf ihre ersten Turniere vor. Eines Nachmittags, als er seiner Jugendmannschaft nach dem Training Zitronentee austeilte, kam ihm der Gedanke: »Bist du sicher, dass du kein giftiges Reinigungsmittel dazu geschüttet hast?«

Er erschrak bei der Vorstellung und versuchte sie zunächst zu verdrängen. Dennoch gelang es ihm fortan nicht mehr, sein Team unbefangen zu trainieren – immer wieder drängte sich ihm der schreckliche Gedanke auf, in dem bereitstehenden Getränkekanister könnte sich eine ätzende Substanz befinden.

Wie konnte ihm nur dieser grässliche Gedanke kommen? Sollte er den Kindern künftig keinen Zitronentee mehr anbieten, weil er möglicherweise ein Mörder war?

Auch jenseits des Fußballtrainings erlebte er den Alltag immer stärker wie unter einer großen Käseglocke. Konnte es weitere Situationen geben, in denen er sich unbemerkt zum Mörder gemacht hatte? Armin suchte fieberhaft nach Gegenargumenten, sobald sich die bedrohlichen Vorstellungen aufdrängten. Dennoch schien der Zweifel an ihm zu haften wie eine klebrige Masse.

Armin half es zunächst, die aufdringlichen Gedanken als Zwangsgedanken zu identifizieren und sein Zweifeln als zwanghaft zu enttarnen. In einem zweiten Schritt konnte er wieder etwas Boden unter den Füßen gewinnen, indem er sich auf seinen Atem konzentrierte. Manchmal gelang es ihm anschließend, die Gedanken vorbeiziehen zu lassen, indem er sie wie schwarze Vögel wahrnahm, die den Himmel seines Bewusstseins durchzogen und sich allmählich entfernten. Von Zeit zu Zeit empfand er es unterstützend, wenn er seine Aufmerksamkeit bewusst auf dasjenige richtete, was er neben den Zwangsgedanken außerdem wahrnahm: die Sinnes- und Körperempfindungen, seinen Atem und seine Gefühle.

Gelegentlich empfand er die schwierigen Gedanken jedoch auch als sehr mächtig. Anstatt sie mit aller Macht zu verdrängen oder innerlich dagegen zu halten, schenkte er ihnen bewusst Aufmerksamkeit: Er notierte sie und las sie anschließend immer wieder laut vor. Mit der Zeit verloren sie dadurch etwas von ihrem Schrecken.

Wie im Beispiel von Armin kann es manchmal hilfreich sein, ein Bild zu finden, um auf die Gedanken nicht weiter einzusteigen, oder die Aufmerksamkeit bewusst auf andere Wahrnehmungen zu erweitern.

Folgende Bilder werden von Patienten häufig als hilfreich erlebt:

- Zwangsgedanken als tosender Wasserfall, hinter dem ich stehe
- Zwangsgedanken als Blätter, die einen Fluss hinabtreiben
- Zwangsgedanken als Gewitterwolken am Himmel
- Zwangsgedanken als große und kleine Wasserbälle zwischen denen ich schwimme
- Mein eigenes Bild:

....

Exposition – wichtigstes Werkzeug auch bei Zwangsgedanken

Besonders bewährt hat es sich, die gefürchteten Gedanken einmal näher zu betrachten, zu notieren oder sogar bewusst zu wiederholen und sie dadurch mit der Zeit als weniger belastend wahrzunehmen. Das Prinzip ist hier das Gleiche wie bei äußeren Situationen: Wenn ich mich dem Zwangsdrachen aktiv entgegenstelle, verliert er zunehmend seine Macht und seinen Schrecken. Schließlich sind Zwangsgedanken nur Bilder oder Einfälle im Kopf, ohne Bedeutung für unser wirkliches Handeln. Sie haben sich deshalb so festgesetzt, weil wir sie wichtig nehmen und unbedingt vermeiden wollen.

Einen Antipol setzen. Möchte ich mich dem Zwangsgedanken bewusst entgegenstellen, ist es wichtig, keine »Beruhigungsgedanken« – man spricht auch von »Neutralisierungen« – dazwischen zu schieben. Beruhigende Gegengedanken können die Form eines inneren Zwangsrituals annehmen. Sie schaffen kurzfristig womöglich Entlastung. Längerfristig produzieren sie jedoch einen Teufelskreis aus aufdringlichen Gedanken, innerem »Dagegenhalten« und erneutem Aufdrängen von Gedanken. Um diesen Teufelskreis zu durchbrechen, kann es also hilfreich sein, den Spieß einmal herumzudrehen und den Zwangsgedanken volle, freundliche Aufmerksamkeit zu schenken.

Beispiel • Armin notierte:

»Ich habe heimlich ätzendes Reinigungsmittel in den Teekanister geschüttet. Anschließend habe ich das komplett verdrängt, sodass ich mich nun nicht mehr an meine Tat erinnere. Mehrere der Jungs erscheinen nächstes Mal nicht mehr zum Training. Ich höre, dass sie an Lebensmittelvergiftung gestorben sind. Allmählich dämmert es einer Mutter oder einem Vater und man zeigt mich an. Ich werde von allen geächtet und komme ins Gefängnis. Mein Leben ist ruiniert.«

Armin verabscheute diese Gedanken, aber indem er sie sich in Ruhe anschaute und sogar auszusprechen wagte, fühlte er sich nicht mehr ganz so ausgeliefert. Irgendwann einmal fasste er sogar den Mut, die Zwangsgedanken aufs Handy zu sprechen und täglich etwa dreimal für jeweils zehn Minuten anzuhören, bis sie ihn fast langweilten: Die Gedanken hatten ihren bedrohlichen Charakter verloren.

Dabei ging es nicht darum, dass sich Armin an die Vorstellung gewöhnte, seine Fußballmannschaft zu vergiften. Der Vorteil der Übung bestand für Armin vielmehr darin, die Gedanken durch aktive Wiederholung immer deutlicher als Ereignisse im Kopf zu betrachten, die keine weiteren negativen Konsequenzen mit sich brachten.

Der Gedanke ist noch lange keine Handlung. Die aktive Auseinandersetzung mit Zwangsgedanken erfordert viel Mut. Doch solange wir den Vorstellungen in unserem Kopf mit der freundlichen, offenen Haltung der Achtsamkeit begegnen, kann kein Gedanke grausam, absurd oder pervers genug sein, um uns innerlich nachhaltig zu verwirren oder zu ängstigen. Allerdings braucht unser Gehirn manchmal eine Erinnerung daran, dass Gedanken keine Tatsachen sind und wir dem Schauspiel in unserem Kopf mit Gelassenheit zuschauen dürfen.

Manche Menschen finden es sogar befreiend, sich auf spielerische Weise mit den Gedanken zu beschäftigen, etwa indem sie ihre Zwangsgedanken unter der Dusche auf ihre Lieblingsmelodie singen, die Zwangsgedanken in verschiedenen Tonlagen sprechen, ein Gedicht in Reimform daraus kreieren oder eine besonders schauerliche Geschichte mit dramatischem Titel aus den Zwangsgedanken spinnen.

Einladung zum Sinnesbad

Schauen Sie für einen Moment auf. Was alles geschieht gerade jetzt, in diesem Augenblick? Was können Sie sehen, hören, riechen, fühlen, schmecken?

Alternierende Zwangsgedanken. Nicht immer konzentriert sich der Zwang auf einen bestimmten Gedanken, der sich immer wieder in den Vordergrund drängt. Manchmal scheinen sich eine ganze Reihe von Zwangsinhalten in unserem Kopf abzuwechseln.

Sven etwa kannte beispielsweise den Zwangsgedanken, seiner Mutter versehentlich geschadet zu haben, den Zwangsgedanken, verrückt zu werden und den Zwangsgedanken, die eigene Wohnung durch Erinnerungen an seine Ex-Frau zu kontaminieren. Manchmal verblassten einzelne Zwangsgedanken im Hintergrund, während andere bedrohlich aufleuchteten.

Ein Patient verglich das *Festhaken* an einem bestimmten Zwangsgedanken mit dem Einrasten einer Roulettekugel in einem Zahlenschacht: Manchmal unvorhersehbar, wurde ein Zwangsgedanke durch eine bestimmte Situation ausgelöst, und er spürte an der Hitze in seinem Gesicht, den weichen Knien und der leichten Übelkeit, dass er ihn so schnell nicht wieder loswerden würde.

Manche Menschen fühlen sich angesichts der Vielzahl an Zwangsinhalten, die unserem Verstand einfallen können, entmutigt. Wie sollen sie ihre Vorstellungen in den Griff bekommen, wenn ständig neue Befürchtungen wie Köpfe der Hydra aus dem Nichts auftauchen?

Wichtig

Eine offene, unerschrockene Haltung gegenüber bestimmten Zwangsgedanken überträgt sich auch auf andere Zwangsinhalte.

Wenn wir einzelnen Zwangsvorstellungen eine achtsame Einstellung entgegenbringen, werden wir ebenso einen sicheren Standpunkt gegenüber anderen gewinnen.

13 Funktionalitäten des Zwangs: Von was ernährt sich der Zwang?

13.1 Hat der Zwang eine Aufgabe?

Falls Sie unter Zwängen leiden, möchte ich Sie vor dem Weiterlesen zu einer kleinen Vorstellungsübung einladen.

Übung

Vergegenwärtigen Sie sich noch einmal intensiv Ihren Alltag mit dem Zwangsdrachen:

- Welche Bereiche dominiert er?
- Welche Dinge vermeiden Sie, weil er es gebietet?
- Wie gestaltet sich der Alltag mit dem Zwang?

Stellen Sie sich dann vor, der Zwangsdrache würde über Nacht plötzlich seine Schwingen erheben und davonfliegen. Während Sie ihn am Abend davor noch deutlich an Ihrer Seite gespürt haben, ist der Zwang am nächsten Morgen plötzlich verschwunden – es gibt keine Zwangsgedanken und keine Zwangshandlungen mehr.

- Wie sähe Ihr Alltag ohne den Zwang aus?
- Wie würde sich Ihr Tagesablauf verändern?
- Welche Dinge würden Sie wieder tun, die Sie zuvor vermieden haben?
- Mit was würden Sie sich gedanklich beschäftigen?
- Welche Gefühle wären wohl im Vordergrund?
- Welchen Einfluss hätte der Wegfall des Zwangs auf Ihre zwischenmenschlichen Begegnungen und Beziehungen?
- Würde alles leichter werden?
- Gäbe es evtl. auch neue Probleme oder würden andere Schwierigkeiten deutlicher hervortreten?

Nehmen Sie sich Zeit und führen Sie sich Ihren Alltag ohne Zwang so lebendig wie möglich vor Augen, auch wenn ein ganz zwangsfreies Leben vielleicht schwer vorstellbar sein mag. Achten Sie dabei so gut wie möglich auf alle aufkommenden Gedanken, Gefühle und Körperempfindungen.

Was wäre wenn?

Wenn es Ihnen so geht wie den meisten Menschen mit Zwängen, verschafft die Vorstellung, »zwangsfrei« zu sein, in erster Linie ein angenehmes Gefühl. Gleichzeitig kommt es nicht selten vor, dass Zwänge auch eine bestimmte Aufgabe im Alltag erfüllen, die uns vielleicht gar nicht direkt bewusst ist.

Mögliche Funktionen meines Zwangs. Was würde wirklich in letzter Konsequenz geschehen, wenn ich meine Zwangsstörung los wäre? Würde ich mich möglicherweise gelegentlich langweilen? Käme ich vielleicht in Bedrängnis, weil ich meine Partnerin / meinen Partner nicht in gewohnter Weise auf Abstand halten könnte? Würde ich mich eventuell sogar weniger wert finden, weil ich nicht alles überdurchschnittlich korrekt erledige? Hätte ich Schwierigkeiten, ein anderes Ventil für meinen Ärger oder meine Anspannung im Alltag zu finden?

Hätte die Zwangsfreiheit für mich unter Umständen sogar weitreichende Konsequenzen? Müsste ich mich auf Jobsuche begeben oder mir vielleicht zunächst eingestehen, dass der von mir gewählte Job nicht der richtige ist? Oder wäre eine Änderung der Wohnsituation an der Reihe?

Nicht immer erfüllt der Zwang bedeutsame Funktionen – genannt »Funktionalitäten« – wie die Vermeidung notwendiger Veränderungen, Schutz vor Langeweile, Regulation von Nähe und Distanz in Beziehungen oder die Kontrolle schwieriger Gefühle. Jedoch tragen manchmal solche positiven Seiten des Zwangsdrachens zumindest dazu bei, dass er sich wichtig fühlt und nicht allzu schnell aus dem Staub macht.

Eine gute Möglichkeit, sich Klarheit über mögliche Funktionen des eigenen Zwangs zu verschaffen, bietet der *Fragebogen zu Funk-*

tionalitäten von Zwangsstörungen von Patricia Kulla und Mitarbeitern, der sich im Anhang auch als Arbeitsblatt 5 im Downloadmaterial befindet.

In der folgenden Tabelle sind fünf Kernfunktionen bzw. Funktionalitäten von Zwängen aufgelistet, welche die Autorinnen und Autoren anhand einer Gruppe von 120 stationär behandelten Menschen mit Zwangsstörung unabhängig von Alter und Geschlecht der Betroffenen gefunden haben:

Tabelle 4 Die fünf Kernfunktionen von Zwängen

Funktionalität	Bedeutung
Bestätigung	Der Zwang gibt mir das Gefühl, alles richtig zu machen, wichtig oder wertvoll zu sein. Beispiel: Ich fühle mich stark und zufrieden, wenn ich alle meine Einrichtungsgegenstände im richtigen Abstand zueinander platziert habe.
Regulation von Emotionen	Mein Zwang hilft mir, mit negativen Gefühlen und Stress umzugehen. Beispiel: Wenn ich mit meinem Partner Streit hatte, muss ich alle Wörter zählen, die ich irgendwo lese. Das beruhigt mich irgendwie.
Schutz vor Verantwortungsübernahme	Mein Zwang schützt mich davor, Anforderungen erfüllen und Entscheidungen fällen zu müssen. Beispiel: Durch den Zwang kann ich mein Jurastudium nicht fortsetzen und folglich auch nicht beim Staatsexamen versagen.
Interpersonelle Regulation	Mein Zwang ermöglicht mir, von anderen Menschen den Abstand zu halten, den ich brauche. Beispiel: Meine Kontaminationsängste halten mich davon ab, dass ich mich auf eine Beziehung mit einer Frau einlassen muss, die mir womöglich nicht guttut.
Beschäftigung	Mein Zwang gibt mir eine Aufgabe und schützt mich vor Langeweile Beispiel: Wenn ich abends von der Arbeit nach Hause komme, verhindern meine Ordnungszwänge, dass Leerlauf entsteht.

Wenn Sie einen Eindruck davon gewinnen möchten, ob Ihr Zwang auch durch einzelne Funktionalitäten bestärkt sein könnte, haben Sie die Möglichkeit, anhand der Auswertungsanleitung im Anhang Ihre persönlichen Mittelwerte für die fünf Bereiche zu errechnen.

13.2 Vitamine für den Zwang

Auf breit getretenen Pfaden gehen. Manchmal ergibt sich kein tieferer Sinn hinter den Zwangsritualen. Zwänge bestehen vielfach aus Verhaltensgewohnheiten, die hochgradig überlernt sind: Gerade weil sie sooft ausgeführt wurden, stellen sie sozusagen den schnellsten Weg dar, den das Gehirn in einer bestimmten Situation nimmt. Anders gesagt, sind die Verbindungen zwischen den Nervenzellen, die das Zwangsverhalten bestimmen, sehr stabil und gut ausgebaut, sodass es uns wenig Energie kostet, das Zwangsritual auszuführen, und viel Energie, einen neuen – vermutlich weniger »ausgetretenen« – Pfad zu betreten. Insbesondere wenn wir uns ängstlich und angespannt fühlen, zeigen wir in der Regel wenig Experimentierfreude und verlassen uns eher auf die gewohnten Verhaltensmuster, die sich einmal verfestigt haben, weil sie kurzfristige Entspannung gebraucht haben.

Einladung zur Atembetrachtung

Nehmen Sie sich einen Moment Zeit. Wenn Sie möchten, schließen Sie die Augen. Wenden Sie die Aufmerksamkeit dem Atem zu und verweilen Sie mit der Aufmerksamkeit für ein paar Atemzüge lang dort, wo Sie ihn am deutlichsten spüren.

Wenn Gedanken an andere Dinge kommen, nehmen Sie einfach zur Kenntnis, dass Sie abgeschweift sind und kehren Sie wieder sanft aber bestimmt zur Betrachtung des Atems zurück.

Öffnen Sie die Augen nach etwa zwei bis drei Minuten wieder und spüren Sie nach.

Auch dann lohnt es sich jedoch, genauer hinzusehen, welche Einflussfaktoren den Zwangsdrachen im Alltag stärken. Eine gute Möglichkeit bietet auch hier der Drei-Minuten-Atemraum.

Bewusst Gedanken, Gefühle und Körperempfindungen wahrnehmen. In Momenten des Zwangs hilft es, bestimmte Zustände zu erkennen, die dem Auftreten von Zwängen vorausgehen. Im Folgenden sind einige Beispiele von Patienten dargestellt.

Beispiel

Jenny berichtet:
Ich bin immer dann für Kontrollrituale anfällig, wenn ich erschöpft bin. Je mehr mir die Pflege meiner Mutter zu schaffen macht, die Kinder streiten oder ich mein Arbeitspensum nicht schaffe, desto stärker schlägt der Zwang zu. Ich brauche dann wenigstens die Sicherheit, dass ich im Haus alles im Griff habe. Meistens fühle ich mich irgendwie »neben mir«, wenn es losgeht. Ein seltsames Gefühl der Gefühllosigkeit, wie mir aufgefallen ist. Ich staubsauge dann wie in Trance immer wieder und wieder über die gleichen Stellen.

Dirk erzählt:
Ich habe gemerkt, dass ich mich meistens einsam und leer fühle, ehe ich zu grübeln beginne und immer wieder überprüfe, ob ich vielleicht etwas Falsches gesagt haben könnte. In meinem Bauch ist anfangs ein großes Loch; das fühlt sich fast so an, als ob ich innen hohl wäre.

Auslöser von Zwangsritualen. Die jeweiligen Beweggründe können von Mensch zu Mensch sehr unterschiedlich sein. Während manche Menschen spüren, wie ihre Zwänge unter Zeitdruck zunehmen, fühlen sich andere Menschen dem Zwang gerade dann am meisten ausgeliefert, wenn sie wenig zu tun haben.

Die Liste der emotionalen Befindlichkeiten, die Nahrung für den Zwang bieten können, ist lang. Angst, Anspannung, Schuld oder Ekel wird häufig mit Zwängen in Zusammenhang gebracht. Ebenso können jedoch auch Traurigkeit, Einsamkeit, Langeweile oder Ärger Zwangsrituale auslösen oder verstärken.

Reflexartige Zwangsrituale. Manchmal können es sogar positive Emotionen sein, die über Umwege in Zwänge münden. Ein Patient, der in seinem Leben bereits durch mehrere unvorhersehbare Ereignisse wie schwerer Krankheit oder Unfalltod eines nahestehenden Verwandten aus der Bahn geworfen wurde, reagierte nach Augenblicken der Freude und Entspannung mit reflexartiger Angst und Zwangsritualen. Er wollte sich davor schützen, naiv das Leben zu genießen und anschließend *tief zu fallen.*

Psychisches Befinden. Darüber hinaus gibt es körperliche Zustände, die Zwänge fördern können. Diese sind von Mensch zu Mensch recht unterschiedlich. Folgende *Zwangsverstärker* werden häufig genannt:

- müde sein
- überreizt / gestresst sein
- zu wenig Reize zu haben / Langeweile zu empfinden
- sich hungrig fühlen / unterzuckert sein
- erkältet sein / krank sein

Vielleicht sind Ihnen bei der Praxis des Atemraums eigene Zwangsverstärker aufgefallen, die Sie in den folgenden Zeilen notieren wollen:

Meine Zwangsverstärker:

....

....

....

....

13.3 Dem Zwangsdrachen freundlich zuhören: Chöd-Praxis

Neben Überlegungen und Alltagsbeobachtungen zu Funktionen und auslösenden Bedingungen des Zwangs können wir uns auch auf andere Weise um den Zwang kümmern. Wir können ihm intensiv zuhören und seine wahren Bedürfnisse erkunden. Das mag zunächst etwas seltsam klingen, da wir den Zwangsdrachen ja gerade nicht verstärken möchten.

Die Chöd-Praxis
Tatsächlich gibt es jedoch eine fast tausend Jahre alte buddhistische Chöd-Praxis, die auf die tibetanische Lehrerin Machig Labdrön zurückgeht und statt des Kämpfens oder Fliehens angesichts der eigenen inneren *Dämonen* wie bestimmten negativen Gefühlen, Süchten oder Vorstellungen dazu anregt, diese freundlich zu erforschen.

Wichtig

Als Dämon kann all das betrachtet werden, was uns davon abhält, innerlich frei zu sein.

Das Wort *Chöd* bedeutet wörtlich *Durchschneiden* und meint ursprünglich die Trennung von dem falschen Konzept eines Ichs. Dabei entsteht Raum für eine annehmende, akzeptierende Haltung gegenüber herausfordernden inneren Stimmen, Impulsen und Gefühlen.

Seine eigenen Dämonen füttern. Von der in den USA lebenden buddhistischen Autorin Tsültrim Allione wurde diese Praxis in die heutige Zeit übertragen und als *Füttern der Dämonen* beschrieben. Die Praxis wurde auch schon für andere Erkrankungen in ähnlicher Form adaptiert (s. hierzu etwa das Handbuch zur buddhistischen Psychotherapie von Matthias Ennenbach, 2010). Die Übung verlangt jedoch keinerlei buddhistische Kenntnisse oder spirituelle Erfahrung.

Die Drachenfütterung

Um sich mit dem »Zwangsdämon« oder Zwangsdrachen näher zu befassen, halten Sie zwei Kissen oder zwei Stühle bereit, die sie einander gegenüber legen, bzw. stellen. Gehen Sie dann folgendermaßen vor:

(1) Kontaktaufnahme. Wählen Sie eines der Kissen bzw. der Stühle und nehmen Sie eine bequeme, aufrechte Sitzhaltung ein. Schließen Sie die Augen und vergegenwärtigen Sie sich die Stimme Ihres Zwangsdrachens.

Was sind seine eindringlichsten, schwierigsten Sätze? Das könnten Aussagen sein wie zum Beispiel: »Du musst das kontrollieren, sonst wird jemand krank« oder »Wenn du das hier nicht dreimal tust, passiert etwas Schreckliches!«

Vielleicht fallen Ihnen auch keine konkreten Sätze ein, sondern Sie nehmen hauptsächlich ein unangenehmes Gefühl wahr, Ihr »Zwangsgefühl«. Jeder Zwangsdrache zeigt sich auch im Körper. Vielleicht spüren wir ihn nur nicht, weil Sie sich schon so an seinen Einfluss gewöhnt haben. Spüren Sie, wo der Zwangsdrache im Körper zu finden ist:

- Macht er sich am stärksten im Bauch, im Hals oder im Kopf bemerkbar?
- Oder ist er vielleicht in der Herzregion am deutlichsten zu spüren?

(2) Wie sieht Ihr Zwangsdrache aus? Geben Sie nun dem Zwangsdrachen eine Form, und lassen Sie ihn auf dem Kissen oder Stuhl vor sich Platz nehmen. Vielleicht handelt es sich auch gar nicht um einen Drachen, sondern um ein ganz anderes Wesen – etwa ein Tier, eine Fantasiegestalt oder eine menschliche Erscheinung. Der Einfachheit werde ich weiter den Begriff des Drachens verwenden, aber Sie können natürlich Ihre ganz persönliche Fantasiegestalt an dessen Stelle setzen. Stellen Sie ihn sich so lebendig wie möglich vor: Was für eine Ausstrahlung hat er? Wie groß ist er, und welche Farben bestimmen sein Äußeres? Welchen Gesichtsausdruck können Sie wahrnehmen? Mit welchen Augen blickt er Sie an? Ist er eher weiblich oder männlich? Verbreitet er vielleicht sogar einen

bestimmten Geruch? Welche Gefühle entstehen in Ihnen, während Sie ihn betrachten? Fragen Sie den Zwangsdrachen drei Dinge:
(a) Was verlangst du von mir?
(b) Was brauchst du wirklich von mir?
(c) Wie fühlst du dich, wenn du bekommst, was du brauchst?

(3) Rollenwechsel. Schlüpfen Sie anschließend in die Haut Ihres Zwangsdrachens, bzw. des Wesens, das vor Ihrem inneren Auge entstanden ist. Das gelingt erfahrungsgemäß am besten, wenn Sie tatsächlich seinen Platz einnehmen. Atmen Sie ein paarmal tief ein und aus.

Wie fühlt es sich an, so ein Zwangsdrache zu sein? Schauen Sie nun Ihr eigenes **Ich** mit den Augen des Zwangsdrachens an. Ihr *Ich* sitzt Ihnen ja nun sozusagen auf dem Stuhl oder Kissen gegenüber. Was für einen Eindruck macht das *Ich* auf Sie? Beantworten Sie nun – in der Rolle des Zwangsdrachens – dem Ich die drei Fragen.
(a) Was ich von dir verlange, ist …
(b) Was ich wirklich von dir brauche, ist …
(c) Wenn ich bekomme was ich brauche, werde ich …

Beispiel

Bettinas Zwangsdrachen antwortete:

- Was ich von dir verlange, ist, dass du auf mich hörst.
- Was ich wirklich von dir brauche, ist Sicherheit.
- Wenn ich bekomme, was ich brauche, fühle ich mich entspannt und geborgen.

(4) Zurück ins Ich. Schlüpfen Sie jetzt wieder aus dem Körper des Drachens heraus und klettern Sie in Ihr *Ich* zurück. Spüren Sie, wie es sich anfühlt, Ihr »Ich« zu sein. Dann werfen Sie einen Blick zu Ihrem Drachen, der Ihnen immer noch gegenübersitzt. Sieht er noch genau gleich aus? Oder hat sich seine Ausstrahlung oder Größe vielleicht verändert?

(5) Was braucht Ihr Drache? Nun kommt die größte und wichtigste Aufgabe: Verwandeln Sie Ihren Körper in genau das Gefühl, das der Drache braucht. Wenn Sie möchten, können Sie sich das Gefühl wie einen farbigen Strom oder ein warmes Licht vorstellen, das den Körper vom Kopf bis zu den Zehenspitzen erfüllt. In der Originalübung verwandelt sich der Körper in einen Nektar, der genau aus dem Gefühl besteht, nach dem sich der Drache sehnt.

Beispiel

Bettina stellte sich vor, dass ihr Körper vom Gefühl der Sicherheit durchströmt wurde. Zunächst fiel ihr die Vorstellung etwas schwer und blieb eher abstrakt. Als sie sich jedoch das Gefühl aus Situationen vergegenwärtigte, in denen sie Sicherheit empfunden hatte, konnte sie es zunehmend spüren. Sie beobachtete innerlich, wie es sich im ganzen Körper ausbreitete und ließ sich dabei Zeit, ihre Empfindungen intensiv wahrzunehmen.

Stellen Sie sich vor, dass ein Lichtstrom von Ihrem Herzen zu dem Herzen des Drachens fließt. Wenn Ihnen das Bild gefällt, können Sie sich auch vorstellen, dass sich Ihr gesamter Körper in goldenen Nektar auflöst, der dem Drachen zufließt.

Lassen Sie das Gefühl, das Ihr Drache braucht (*in Bettinas Fall die Sicherheit*) auf direktem Wege zu ihm strömen, und achten Sie darauf, was geschieht. Womöglich nimmt der Drache das Licht oder den Nektar über die Poren seiner Haut auf oder trinkt Ihre Gabe in großen Schlucken. Sie können sich getrost vorstellen, dass Sie eine unerschöpfliche Quelle dieses Gefühls in Ihrem Inneren tragen. Nehmen Sie wahr, welche Gefühle dabei auftauchen, und lassen Sie, so gut es Ihnen möglich ist, alle Empfindungen zu. Füttern Sie Ihren Drachen mit dem Gefühl, das er braucht, bis er satt ist. Manche Zwangsdrachen mögen auch unersättlich wirken. Es ist dann genauso in Ordnung, wenn Sie sich nach einiger Zeit vorstellen, dass Ihr Drache gesättigt ist.

(6) Veränderungen wahrnehmen. Beobachten Sie nun Ihren Drachen. Viele Menschen berichten, dass der Drache sich durch die Übung etwas verändert. Vielleicht ist sein Blick freundlicher geworden, oder er hat an Größe verloren. Möglicherweise hat er auch eine ganz andere Gestalt angenommen, oder er hat sich aufgelöst und eine andere Gestalt ist an seine Stelle getreten. Es gibt nichts, was der Zwangsdrache nicht werden darf.
(7) Zur Ruhe kommen. Kosten Sie den Augenblick der Stille aus, den Sie mit dem Zwangsdrachen oder seiner neuen Gestalt teilen. Vielleicht spüren Sie, wie sich Ihr Atem verlangsamt. Vielleicht nehmen Sie ein Gefühl des Friedens und der Ruhe wahr.

Oft ist es hilfreich, die Übung mehrere Male durchzuführen. Vielleicht machen Sie dabei die Erfahrung, dass der Drache sich schrittweise so verändert, dass Sie ihn freundschaftlich als inneren Begleiter mit sich tragen können. Manchen Menschen hilft es, wenn sie sich vorstellen, dass sie allmählich mit dem Drachen verschmelzen.

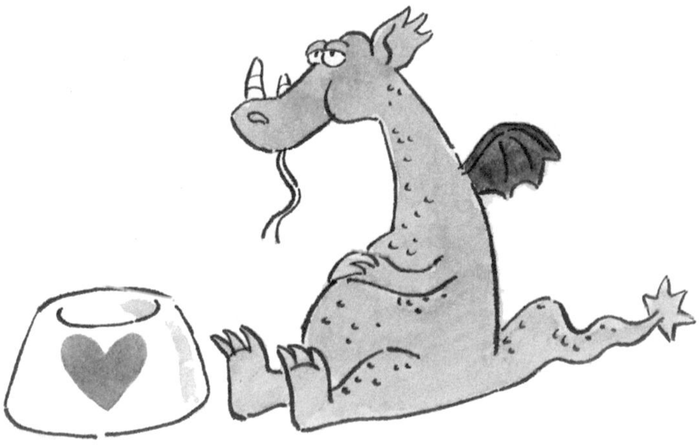

Abbildung 8 Die Drachenfütterung

Die meisten Menschen machen die Erfahrung, dass eine grollende Haltung gegenüber dem Zwang langfristig nicht hilfreich ist. Es verhält sich ein wenig so wie bei einer Klopfbank, die viele noch aus der eigenen Kindheit kennen: Man hämmert bunte Holzklötze mit aller Kraft in kleine Löcher, doch sie sind nicht kleinzubekommen: Je entschlossener ich sie niederzwinge, desto beharrlicher tauchen sie auf der anderen Seite wieder auf.

Persönliche Bedürfnisse erkennen

Tatsächlich steht der Zwangsdrache nicht selten für eigene Bedürfnisse, die im Inneren verborgen geblieben sind. Der Zwangsdrache hat eine ungeschickte, wenig hilfreiche und zumeist auch etwas bedrohliche Art, diese zum Ausdruck zu bringen, indem er gebieterisch Forderungen stellt. Zwischen dem, was der Zwangsdrache einfordert und dem, was er tatsächlich haben will, liegt jedoch in der Regel ein gewaltiger Unterschied. Vielleicht verbirgt sich unter dem Gewand des Zwangsdrachens ein schutzbedürftiger kleiner Junge oder eine energievolle, stolze Frau, die (noch) keinen anderen Weg zur Wahrung von Freiraum sieht, als sich mit Zwangsritualen Luft zu verschaffen.

Viele Menschen empfinden es als hilfreich, die Übung mehrere Male zu wiederholen. Tsültrim Allione schlägt sogar vor, ein Tagebuch zu schreiben, in dem die wichtigsten Erfahrungen bei der »Drachenfütterung« vermerkt werden können. Manchmal braucht der Zwangsdrache etwas Zeit, um sich allmählich verändern zu können. Und manchmal löst die Übung auch keine oder kaum innere Bilder aus. Das heißt jedoch nicht, dass sie falsch angewandt wird. Vielleicht ist sie in der aktuellen Situation für den betreffenden Menschen gerade nicht passend, und andere Übungen ermöglichen einen besseren Zugang zum Zwang.

Beispiel

Bettina versuchte ihren Zwangsdrachen im Alltag mit dem Gefühl von Sicherheit zu versorgen, wenn er fordernd auftrat. *»Du verlangst vieles von mir, aber eigentlich hast Du Angst«*, versuchte sie ihm zu sagen, *»Ich bin für dich da.«*

Die Vorstellung, das lästige Wesen mit Sicherheit zu *füttern*, erschien ihr erst etwas seltsam. Mit der Zeit konnte sie jedoch sogar Mitgefühl für ihren Drachen entwickeln, der so viel sinnlose Energie dafür aufwandte, sie zu schützen und in Sicherheit zu bringen.

Übung • Einladung zum Sinnesbad

Schauen Sie für einen Moment auf. Was alles geschieht gerade jetzt, in diesem Augenblick? Was können Sie sehen, hören, riechen, fühlen, schmecken?

14 Blumen pflanzen: Wo will ich hin?

14.1 Abschied vom Zwang

Die Überwindung von Zwangsritualen kann manchmal so viel Aufmerksamkeit und Energie beanspruchen, dass man sich als *hauptberuflicher Zwangsbewältiger* empfindet, wie ein Patient es einmal formulierte. Daher ist es oft hilfreich, einen übergeordneten Plan zu haben, um ein sinnvolles Maß an Beanspruchung zu finden:

- Welche Situationen gelingen mir bereits so gut, dass ich innerlich einen Haken darunter setzen kann?
- Welche Situationen möchte ich zu meinen aktuellen »Baustellen« erklären?
- Welche Zwangsrituale möchte ich erst künftig in Angriff nehmen?

Das Anti-Zwangs-Haus

In unseren Kursen verwenden wir ein sogenanntes *Anti-Zwangs-Haus*, das eine Art Standortbestimmung für die Auseinandersetzung mit dem Zwang ermöglicht.

Erdgeschoss. Hier können alle Dinge eingetragen werden, die schon erfolgreich bewältigt wurden und gut gelingen. Natalie, die unter Ordnungszwängen leidet, notierte hier:

- beim Verlassen des Raumes keinen Blick mehr zurückwerfen, ob alles an Ort und Stelle steht
- Gegenstände in der Wohnung *schief* (nicht im rechten Winkel) zueinander legen
- unregelmäßige Abstände zwischen den Gegenständen im Regal herstellen
- Bücherreihen vor dem Einschlafen nicht mehr neu ordnen

Obergeschoss. Dort können Dinge aufgeführt werden, die gerade in *Arbeit* sind. Natalie übte aktuell, die Pullover und T-Shirts in ihrem Kleiderschrank nicht mehr zentimetergenau akkurat übereinander zu falten, da sie das jedes Mal sehr viel Zeit kostete. Außerdem übte sie, nach dem Anziehen nicht mehr an ihren Kleidern herumzupfen, um sicherzustellen, dass der Sitz perfekt war. Also notierte sie:

- T-Shirts und Pullis lässig, d.h. auch etwas ungenau übereinanderlegen
- Nach dem Anziehen nicht mehr an den Kleidern zupfen.

Dachgeschoss. Die oberste Etage steht für Dinge zur Verfügung, die momentan noch zu schwer oder groß erscheinen, jedoch wichtige *Projekte* für die Zukunft sind. Natalie sah ihre größte Herausforderung für die Zukunft darin, eine andere Person in ihre kleine Wohnung zu lassen. Sie fürchtete, dass diese ihr Ordnungssystem zerstören könnte. Die Vorstellung, dass jemand ihre persönlichen Dinge in die Hand nehmen und an falscher Stelle oder ungünstig positioniert ablegen könnte, erzeugte nochmals deutlich mehr Anspannung, als wenn sie selbst die Quelle der Unordnung war. Gleichzeitig hatte sie es satt, immer Ausreden zu erfinden, wenn jemand zu Besuch kommen wollte. Also schrieb sie ins Dachgeschoss: Besuch empfangen und die Dinge anschließend nicht neu ordnen!

Das eigene Anti-Zwangs-Haus einrichten. Mithilfe der Abbildung 9 können Sie Ihr persönliches Haus ausfüllen (*Sie finden das Arbeitsblatt 6 »Mein Anti-Zwangs-Haus« auch als Online-Material zum Download*). Bei regelmäßiger Übung können Aufgaben aus dem Obergeschoss allmählich im Erdgeschoss »verstaut« und Aufgaben aus dem Dachgeschoss ins Obergeschoss übertragen werden.

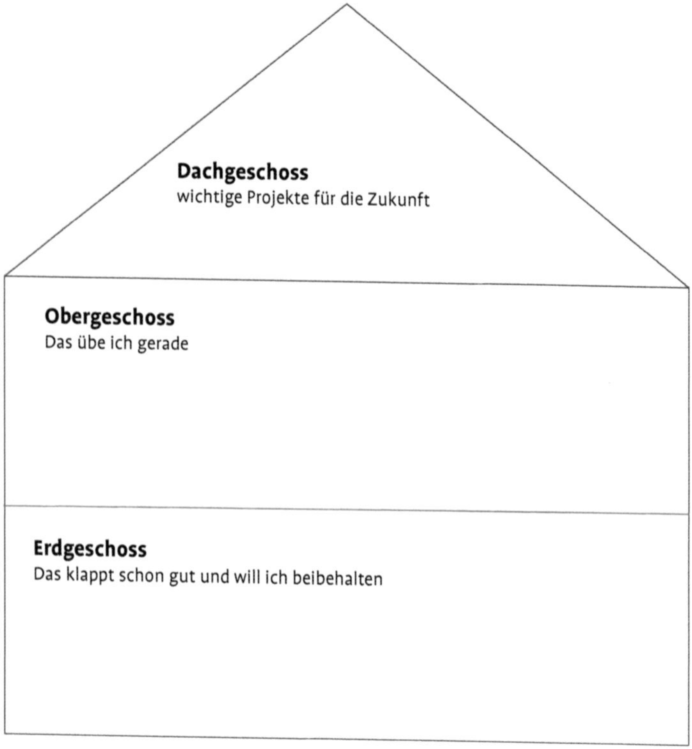

Abbildung 9 Mein Anti-Zwangs-Haus

14.2 Die Botschaft des Zwangs im Alltag nutzen

In Kapitel 12 haben wir bereits das Pflegen des »inneren Gartens« als Bild für eine achtsame Lebenshaltung kennengelernt. Die Entscheidung, zwanghafte Verhaltensrituale und Reaktionen auf aufdringliche Gedanken zurückzuschneiden oder auszugraben ist dabei ein wichtiger Part. Richtig Freude an unserem Garten werden wir jedoch erst dann haben, wenn wir uns bewusst machen, welche Samen wir kultivieren und in ihrem Wachstum fördern möchten.

Übung • Einladung zur Atembetrachtung

Nehmen Sie sich einen Moment Zeit. Wenn Sie möchten, schließen Sie die Augen. Wenden Sie die Aufmerksamkeit dem Atem zu und verweilen Sie mit der Aufmerksamkeit für ein paar Atemzüge lang dort, wo Sie ihn am deutlichsten spüren.

Wenn Gedanken an andere Dinge kommen, nehmen Sie einfach zur Kenntnis, dass Sie abgeschweift sind und kehren Sie wieder sanft aber bestimmt zur Betrachtung des Atems zurück.

Öffnen Sie die Augen nach etwa zwei bis drei Minuten wieder und spüren Sie nach.

Der Atemraum enthüllt uns oftmals aktuelle Bedürfnisse, die den Zwang in bestimmten Situationen auslösen oder verstärken können. Das kann beispielsweise der Wunsch nach Entspannung, Abgrenzung oder auch nur nach Schlaf oder Kohlehydraten sein.

Mit der Dämonenübung können tiefer gehende »Motoren« für den Zwang wie etwa die Sehnsucht nach Geborgenheit oder Wertschätzung entdeckt werden. Manchmal hilft es schon, diese Gefühle wachzurufen und dem inneren unbefriedigten Teil – wie in der Dämonenübung - zukommen zu lassen.

Im nächsten Schritt ist jedoch oft ein etwas konkreteres Vorgehen sinnvoll. Dazu können Sie sich folgende Fragen stellen:

- Welche Bedürfnisse hinter dem Zwang möchte ich stärker berücksichtigen?
- Was würde das für meine Alltagsgestaltung bedeuten?
- Welchen Schritt in diese Richtung könnte ich innerhalb des nächsten Monats gehen?
- Gibt es einen ersten Schritt, den ich bereits heute für mich gehen kann?

Beispiel

Tom hatte während des Atemraums für sich entdeckt, dass er seine Kontrollzwänge häufig dann ausführte, wenn er sich gelangweilt und gleichgültig fühlte. Mit der Dämonenübung konnte er zunächst wenig anfangen. Der Zwang saß ihm wie ein prall aufgeblasener Luftballon gegenüber und glotzte selbstgefällig auf ihn herab. Mit der Zeit aber entdeckte er, dass sich der Zwang genau danach sehnte: Wichtig zu sein, und nicht in der Bedeutungslosigkeit zu versinken, die er so oft spürte, wenn er alleine zuhause saß. Nach längerem Überlegen notierte er:

- Ich möchte meinem Tun mehr Bedeutung geben.
- Für meinen Alltag würde das heißen, dass ich mehr Dinge tue, die Auswirkungen auf mein Umfeld haben.
- Innerhalb des nächsten Monats möchte ich der Arbeitsgruppe für die Neugestaltung unserer Pausenräume im Büro beitreten.
- Gleich heute kann ich meinem Nachbarn anbieten, seine Katze im Urlaub zu versorgen.

Schließlich lehnte der Nachbar zwar dankend ab, die AG zur Pausenraumgestaltung erwies sich jedoch als interessant und kurzweilig. Mit der Zeit experimentierte Tom immer häufiger mit Situationen, in denen er auf sein Umfeld aktiv Einfluss nehmen konnte. Darüber hinaus übte er in zunehmend schwierigeren Situationen, auf seine Kontrollrituale zu verzichten. Die Kontrollzwänge verschwanden dadurch zwar nicht vollkommen, aber er entwickelte einen Teil seines Lebens weiter, dem er bislang wenig Bedeutung geschenkt hatte. Mit der Zeit empfand er seinen Alltag etwas bunter und reicher.

Übung • Einladung zum Sinnesbad

Schauen Sie für einen Moment auf. Was alles geschieht gerade jetzt, in diesem Augenblick? Was können Sie sehen, hören, riechen, fühlen, schmecken?

14.3 Mein »Wertegarten«

Ganz gleich, ob der Zwang persönliche Botschaften vermittelt oder nicht: Wir können unsere Lebensqualität positiv beeinflussen, wenn wir das Steuer selbst in die Hand nehmen und uns an den Dingen orientieren, die für uns von persönlicher Bedeutung sind. **Eigene Werte finden und benennen.** Das können ganz allgemeine Werte sein wie beispielsweise das Aufbauen und Pflegen von Freundschaften, das Genießen schöner Dinge, sich sozial zu engagieren oder sich kreativ zu betätigen, eine liebevolle Mutter / Vater oder ein liebevoller Partner zu sein. Manchmal können es auch ganz bestimmte Werte sein, die in bestimmten Phasen von besonderer persönlicher Bedeutung sind, wie etwa die körperliche Fitness zu verbessern, ein lange verschüttetes Hobby wieder aufleben lassen, sich authentischer zu verhalten oder flexibler zu werden.

Viele Menschen haben zwar ein ungefähres Gefühl dafür, welche Dinge im Leben für sie von Bedeutung sind, sehen sie jedoch nicht bewusst vor Augen. Das kann funktionieren, solange andere Kräfte wie Ängste oder Zwänge nicht in den Vordergrund treten und für sich beanspruchen, die Lebensgestaltung in die Hand zu nehmen. In solchen Fällen kann es sehr hilfreich sein, eigene Werte benennen zu können, die in der Auseinandersetzung mit dem Zwang einen festen Stand verschaffen.

Beispiel

Jens kostete es viel Energie, seine beiden Söhne nicht jedes Mal sofort zum Duschen aufzufordern, wenn sie vom Spielen nach Hause kamen: Der Zwang flüsterte ihm ein, dass die beiden Grundschulkinder unsichtbare Wurmeier in die Wohnung transportieren könnten, die eine grässliche Bandwurmplage auslösen würden. Sein persönlicher Wert, ein guter Familienvater mit Modellfunktion für seine Kinder zu sein, half ihm dabei, den Kontaminationsängsten zu trotzen.

Ähnlich ging es **Vera**, die sich trotz Kontrollzwängen wieder auf ein Musikfestival traute. Durch die Orientierung an ihrem Vorsatz, sich schöne Erlebnisse mit anderen Menschen zu ermöglichen, gelang es ihr, die Ängste vor dem Verlust persönlicher Gegenstände nicht die Oberhand gewinnen zu lassen.

Freiraumübungen. Oftmals empfinde ich den Begriff der *Exposition* für die aktive Auseinandersetzung mit wertvollen, jedoch zwangsbehafteten Situationen nicht ganz passend. Schließlich setze ich mich bei einer Exposition nicht einer Sache passiv aus, sondern bewältige eine Situation nach meinen persönlichen Vorstellungen. Auch meine schwierigen Gefühle oder meine körperliche Anspannung muss ich dabei nicht über mich ergehen lassen. Ich kann sie als herausforderndes, jedoch wichtiges Zeichen meiner Lebendigkeit betrachten.

Eine Patientin schlug einmal den Begriff **Freiraumübung** vor, den ich sehr passend finde.

Wichtig

Während der Exposition entdecke ich meine persönlichen Freiräume, um das zu tun, was mir im Leben tatsächlich etwas bedeutet.

Auf den folgenden Seiten wollen wir uns auf verschiedenen Wegen mit den eigenen Werten enger vertraut machen.

Lebensbereiche analysieren. Ein erster wichtiger Schritt kann sein, die unterschiedlichen Lebensbereiche einmal näher unter die Lupe zu nehmen. In dem folgenden Werterad sind acht zentrale Lebensbereiche dargestellt:

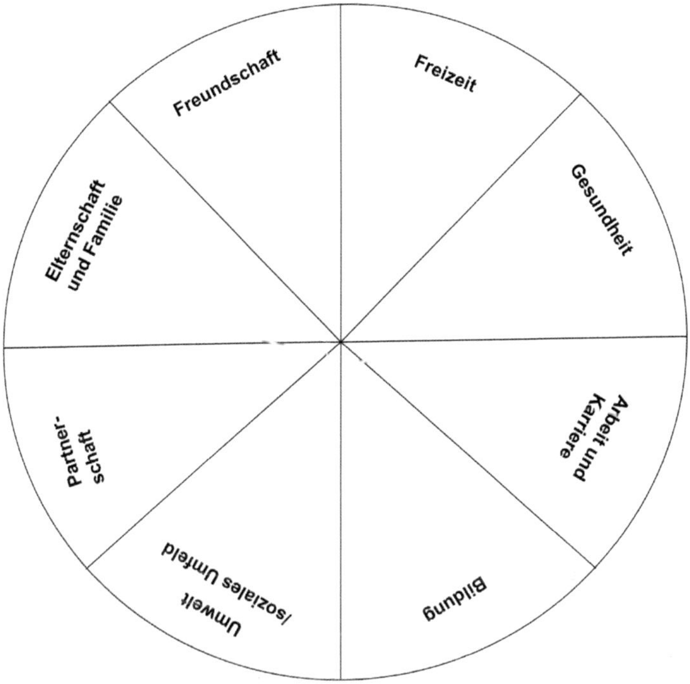

Abbildung 10 Das Werterad

- linke Radhälfte: konzentriert sich auf unsere unterschiedlichen Beziehungen zu anderen Menschen, die wir haben können, wie etwa vom vertrauensvollen Verhältnis zum ehemaligen Klassenkameraden (*Freundschaft*) bis zur Rolle als Kassenwart im Sportverein (*Umwelt / soziales Umfeld*).
- rechte Radhälfte: stellt eher Bereiche da, in denen wir tätig werden können.

Die Bedeutsamkeit der einzelnen Kreissegmente kann von Mensch zu Mensch und auch von Lebensphase zu Lebensphase unterschiedlich sein. Manche Menschen finden es inspirierend, die

Segmente nach eigenen Vorstellungen zu gestalten (Sie finden die Abbildung 10 »Das Werterad« auch als Arbeitsblatt 7 im Online-Material zum Download). Folgende Fragen können dabei hilfreich sein:

- In welchen Lebensbereichen, die mir wichtig sind, fühle ich mich mit mir im Einklang? (Diese können beispielsweise farbig schraffiert werden.)
- Welche Lebensbereiche sind mir wichtig, doch ich fühle mich unwohl, weil ich sie nicht so ausfülle, wie ich es mir wünsche? (Möglicherweise ist hier ein Symbol wie etwa ein Ausrufezeichen hilfreich, das in dem jeweiligen Bereich vermerkt wird.)

Übung • Einladung zur Atembetrachtung

Nehmen Sie sich einen Moment Zeit. Wenn Sie möchten, schließen Sie die Augen. Wenden Sie die Aufmerksamkeit dem Atem zu und verweilen Sie mit der Aufmerksamkeit für ein paar Atemzüge lang dort, wo Sie ihn am deutlichsten spüren.

Wenn Gedanken an andere Dinge kommen, nehmen Sie einfach zur Kenntnis, dass Sie abgeschweift sind und kehren Sie wieder sanft aber bestimmt zur Betrachtung des Atems zurück.

Öffnen Sie die Augen nach etwa zwei bis drei Minuten wieder und spüren Sie nach.

Beispiele für einen als wichtig erlebten, aber unbefriedigend gestalteten Lebensbereich können beispielsweise eine Über- oder Unterforderungssituation bei der Arbeit sein, partnerschaftliche Probleme oder unfreiwillig »eingeschlafene« Hobbys und Interessen.

- Was genau ist mir in den Lebensbereichen wichtig, die von persönlicher Bedeutung für mich sind? (zur Verdeutlichung können einzelne Stichpunkte in das jeweilige Kreissegment notiert werden, z. B. *Verlässlichkeit, gemeinsam verbrachte Zeit* und *guter Zuhörer sein* bei Freundschaft).

- Welche Lebensbereiche sind mir – zumindest momentan – weniger wichtig? (Hier bietet sich z. B. ein Ausmalen mit Bleistift an.)

Das Werterad ist nur eine Momentaufnahme. Vielleicht ist mir beispielsweise der Freundschaftsbereich aktuell nicht sonderlich wichtig, da ich gerade Mutter geworden bin. Ich möchte mich um meine Gesundheit kümmern und will dafür Sorge tragen, dass meine Partnerschaft nicht zu kurz kommt. Drei Jahre später habe ich jedoch ein starkes Bedürfnis danach, neue Kontakte zu knüpfen und alte Freundschaften wieder aufzufrischen.

Da wir alle natürlich auch bis zu einem gewissen Grad von gesellschaftlichen Erwartungen und Normen des sozialen Umfelds geprägt sind, lohnt sich darüber hinaus ein *kleiner Check*:

- Finde ich die Dinge, die ich als unwichtig gekennzeichnet habe, wirklich unbedeutend, oder habe ich nur nicht den Mut oder die Hoffnung, sie anzugehen?
- Wäre meine Wahl der wichtigen Wertebereiche immer noch die gleiche, wenn niemals jemand etwas über meine Auswahl erfahren würde?

Während einige Menschen klare Kategorien zur Auswahl bevorzugen, finden es andere stimmiger, individuelle Lebenswerte zusammenzustellen. Die folgende Übung ist als ein etwas individuellerer Zugang gedacht, um persönliche Lebenswerte zu entdecken.

Übung • Meine persönlichen Schätze: Lebensrückblick

Nehmen Sie eine angenehme Sitzposition ein und schließen Sie die Augen.

Stellen Sie sich vor, dass Sie es sich in vielen Jahren bequem machen, um auf Ihr Leben zurückzusehen. Vielleicht möchten Sie sich vorstellen, dass Sie als Ihr »Zukunfts-Ich« mit einer wärmenden Tasse Tee im Lehnstuhl sitzen, oder Ihnen behagt das Bild eines gemütlichen Schaumbades mit Sektglas in der Hand – lassen Sie ruhig Ihrer Fantasie freien Lauf.

Entwerfen Sie Ihren weiteren Lebensweg in der Vorstellung nun so, wie Sie als Zukunfts-Ich mit Freude auf die jetzt vor Ihnen liegenden Jahren zurückblicken würden:

Was hätten Sie getan? Wie hätten Sie Ihren Alltag gestaltet? Welche größeren oder kleineren Projekte hätten Sie in Angriff genommen? Auf welche Dinge hätten Sie viel Zeit verwendet, welchen Dingen hätten Sie weniger Zeit geschenkt?

Führen Sie sich die positiv empfundenen Aktivitäten möglichst lebendig mit allen Sinnen vor Augen. Wie würde es sich anfühlen, so zu leben und diese Dinge zu tun?

Schenken Sie auch Ihren zwischenmenschlichen Begegnungen Aufmerksamkeit: *An welche Verhaltensweisen und Handlungen würde sich Ihr Zukunfts-Ich mit Freude erinnern? Wie würden Sie mit Ihren Familienmitgliedern, Freunden, Arbeitskollegen und Nachbarn umgehen? Gibt es auch Verhaltensweisen, die Sie jetzt schon zeigen, und mit denen Sie rückblickend zufrieden wären?*

Wie würden Sie künftig mit sich selbst umgehen, wie würden Sie Ihren Körper behandeln, damit sie rückblickend ein gutes Gefühl hätten?

Abschließend können Sie sich fragen, ob Ihr Zukunfts-Ich vielleicht einen liebevollen Tipp oder aufmunternden Zuruf parat hat, der Sie in den nächsten Jahren stärken und zu einem guten Weg ermutigen könnte. Das können so einfache Sätze sein wie »*genieß es einfach!*«, oder »*zeig den anderen, was Du willst!*«

Schließen Sie dann mit einem positiven Bild ab, das Sie selbst auf dem Weg in eine wertgeschätzte Richtung zeigt, etwa bei einer Tätigkeit, die Sie in Zukunft mehr umsetzen möchten.

- Nach der Übung können Sie sich Notizen machen zu den Dingen, die Sie entdeckt haben:
- Was ist Ihnen aufgefallen?

- Welche Aktivitäten und Verhaltensweisen haben Sie als wertvoll erkannt?
- Gibt es bestimmte Lebenswerte, die sich daraus ableiten lassen?

Übung • Einladung zum Sinnesbad

Schauen Sie für einen Moment auf. Was alles geschieht gerade jetzt, in diesem Augenblick? Was können Sie sehen, hören, riechen, fühlen, schmecken?

Manche Menschen empfinden es als hilfreich, nur drei bis vier bestimmte Werte zu benennen, die sie im Auge behalten möchten, etwa:

- »lustige Dinge mit anderen Menschen unternehmen«, »mich finanziell absichern« und »für Schwächere eintreten«.
- Oder »etwas handwerklich von bleibendem Wert schaffen«, »ein fürsorglicher Partner sein« und »etwas von der Welt sehen«.

Andere gewinnen durch die Übung den Eindruck, dass ihr Leben von mindestens sechs bis sieben zentralen Werten bestimmt ist, die sie berücksichtigen wollen.

Den eigenen Wertegarten bepflanzen. Ich entscheide selbst darüber, wie ich meinen persönlichen Garten bepflanzen will: Möchte ich einen bunten Bauerngarten mit Lupinen und Sonnenhut neben üppigen Gemüsebeeten, in denen vielleicht Erbsen und Bohnen emporranken? Oder fühle ich mich mit einem robusten Steingarten wohler, in dem ein paar kompakte Polsterpflanzen farbenfrohe Akzente setzen? Gibt es vielleicht einen ausladenden Obstbaum in meinem inneren Garten, der einen besonders wesentlichen Wert für mich verkörpert?

In den folgenden Zeilen können Sie Ihre persönlichen Werte notieren (Sie finden das Arbeitsblatt 8 »Mein Wertegarten« auch im Online-Material zum Download). Wenn Ihnen das Bild des Gartens gefällt, können Sie vor dem inneren Auge einen eigenen Wertegarten entwerfen.

Beispiel

Etwa so: »In der Mitte gibt es einen Seerosenteich. Der steht für den Sport, der für mich eine zentrale Bedeutung hat. Die rechte Ecke füllt ein knorriger Apfelbaum aus, der viele Früchte trägt. Er soll die Verbundenheit mit anderen Menschen ausdrücken, die mir sehr wichtig ist. Der Garten ist von mehreren Sonnenblumen umrankt, die für die Freude an sinnlichen Dingen stehen …«).

Wenn Sie es weniger blumig mögen, können Sie auch einfach die Wertebereiche, die Ihnen wichtig sind, untereinander notieren.

Mein Wertegarten:

……………………………………………………………………

……………………………………………………………………

……………………………………………………………………

……………………………………………………………………

……………………………………………………………………

Manchmal entsteht während der Übung zum Lebensrückblick auch Traurigkeit darüber, dass der eigene Garten von so vielen Zwangspflanzen überwuchert zu sein scheint. Einige Menschen haben etwa den Eindruck, als lugten nur noch einzelne Blumen unter dem Dickicht hervor, während die Ranken des Zwangs die Oberhand übernommen haben. Bei Betrachtung des »idealen« Zukunftsszenarios wird dann offensichtlich, welche Dinge unwiderruflich verloren gegangen sind. So wurde etwa Clemens deutlich, dass seine Paarbeziehung unter den Waschzwängen zerbrochen war. Wie sollte nun vor seinem inneren Auge eine Zukunft entstehen, auf die er später mit Zufriedenheit zurückblicken könnte?

Biologische Voraussetzungen. Der Blick auf die Einschränkungen, die der Zwang mit sich gebracht hat, kann mitunter hart sein. Manchen Menschen hilft hier etwas die biologische Perspektive auf Zwänge: Wir alle haben uns nicht ausgesucht, wie unser Gehirn gestaltet ist. Manche Gehirne sind stärker anfällig dafür, unter belastenden Gedanken und Gefühlen »heiß zu laufen«: Menschen stecken dann in der Zwangsschleife fest, ohne eine bewusste Wahl getroffen zu haben. Möglicherweise tun sie nur das, was sich in anderen Bereichen als hilfreich erwiesen hat: Sie geben alles, um innerlich wieder zur Ruhe zu kommen. Dass die stereotypen Verhaltensmuster, die sie dabei einsetzen, dem Zwang noch mehr Geltung verleihen, ist nicht ihre Absicht.

Das Muster aufdringlicher Gedanken und kraftzehrender Rituale kann sich über Jahre verfestigen und sehr hartnäckig werden. Möglicherweise kommen weitere Faktoren hinzu, die den Zwang zusätzlich stärken. Gleichzeitig birgt auch jede noch so unwirtliche Lage eine Chance:

Wichtig

Solange ich Entscheidungen treffen kann, um in eine wertgeschätzte oder weniger wertgeschätzte Richtung zu gehen, habe ich Einfluss auf mein Wohlbefinden.

Clemens fiel es zunächst nicht leicht, eine Perspektive vor seinem inneren Auge zu entwickeln. Schließlich machte er sich jedoch Mut. Ich bin nun alleine, das fühlt sich scheußlich an. Aber gegeben, dass das nun mal so ist: *Wie kann ich am besten für mich sorgen?*

Einladung zum Sinnesbad

Schauen Sie für einen Moment auf. Was alles geschieht gerade jetzt, in diesem Augenblick? Was können Sie sehen, hören, riechen, fühlen, schmecken?

Wenn Sie Ihre Werte notiert haben, fragen Sie sich:

- Welche Werte können mir dabei helfen, meine Zwangsrituale aufzugeben?
- In welchen Situationen wären Gedanken an einen bestimmten Wert hilfreich, um dem Zwang nicht nachzugeben?
- Gibt es sogar ein bestimmtes Bild oder Symbol, das mich an den jeweiligen Wert erinnert? Dies können auch durchaus lustige oder alberne Postkarten oder Figuren sein.

Beispiel • Aaron schrieb auf:

- Für mich ist die Beschäftigung mit politischen Fragen ein wichtiger Wert.
- Wenn ich aus Angst vor »schlechten Wörtern« wie »Satan«, »Hölle« oder »Teufel« das Zeitungslesen vermeide, möchte ich mich daran erinnern, dass mir politische Informationen wertvoll genug sind, trotzdem zu lesen.
- Um mich daran zu erinnern, stelle ich mir für eine Weile eine kleine Stoffeule als Zeichen der Weisheit auf den Küchentisch.

Meilensteine definieren. Neben den Werten, die für jeden Augenblick des Lebens eine Art Kompass darstellen, können wir auch übergeordnete Ziele definieren. Diese markieren bestimmte Meilensteine, die wir irgendwann abhaken können. Ziele können beispielsweise sein: Eine Partnerin finden, das Abitur abzuschließen, einen Termin beim Steuerberater auszumachen oder mal wieder ins Fußballstadion zu gehen.

Wie wir im Kapitel zur Exposition gesehen haben, ist es gut, auch in Zwangssituationen genaue Verhaltensziele zu formulieren. Darüber hinaus kann es sinnvoll sein, übergeordnete Ziele zu definieren, für die sich der Aufwand lohnt.

Beispiel

Martin entschied sich dafür, seinen Wagen trotz der Zwangsgedanken beim Autofahren wieder alleine durch die Stadt zu lenken. Als übergeordnetes Ziel hatte er eine Autofahrt an die französische Atlantikküste mit dem Wohnmobil vor Augen – davon träumten er und seine Freundin schon lange.

Folgende Fragen können auch in Bezug auf Ziele hilfreich sein:

- Welche Ziele können mir dabei helfen, meine Zwangsrituale aufzugeben?
- In welchen Situationen wären Gedanken an ein bestimmtes Ziel hilfreich, um dem Zwang nicht nachzugeben?
- Gibt es sogar ein bestimmtes Bild oder Symbol, das mich an das jeweilige Ziel erinnert?

14.4 In jedem Augenblick steckt Leben: die Gehmeditation

Wir können viel Energie und Kraft mobilisieren, wenn wir uns an Dinge erinnern, die uns wichtig sind. Gleichzeitig steckt in einer achtsamen Haltung noch ein weiterer Schatz verborgen: der gegenwärtige Augenblick mit all seinen Sinnesqualitäten. Wir brauchen unser Leben also nicht nur wie ein mächtiges Projekt sehen, in dem es Werte zu verwirklichen und Ziele zu erreichen gilt. Wir dürfen uns auch immer wieder der reinen Wahrnehmung überlassen. Im Sinnesbad tun wir genau das: Wir lassen die Welt zu uns sprechen, so wie sie sich in diesem Augenblick zeigt.

Durch Bewegung zum Ziel. Manchmal fällt es jedoch schwer, durch Innehalten tatsächlich ins Hier und Jetzt zurückzukommen – etwa dann, wenn ich mich innerlich stark aufgewühlt oder unruhig fühle. Manche Menschen empfinden es dann hilfreich, sich zu bewegen. Dazu eignen sich beispielsweise die Yoga-Übungen aus Abschnitt 8.3. Doch auch alltägliche Bewegungsabläufe lassen sich nutzen, um aus zwanghaftem Grübeln auszusteigen und die Aufmerksamkeit auf den gegenwärtigen Augenblick zu richten.

Gehmeditation. Sie ist eine sehr alte Tradition, die es uns erlaubt, in Kontakt mit dem Körper und unserer Umgebung zu kommen. Möglicherweise melden sich auch während der Gehmeditation Zwangsgedanken, oder schwierige Gefühle machen sich weiterhin bemerkbar. Gleichzeitig kann all das in den Hintergrund rücken, wenn ich bewusst meine Bewegungen, die Berührung des Bodens und die sich ändernde Umgebung wahrnehme. Ich gewinne Freiraum.

Wichtig

Es geht nicht darum, sich von unliebsamen Gedanken und Gefühlen abzulenken, sondern den Blick zu weiten für alles, was sonst noch da ist.

Die Gehmeditation eignet sich im Grunde überall: ob auf dem Weg zur Bushaltestelle, während des Spazierengehens oder beim Durchqueren des Wohnungsflurs. Immer können wir unseren Schritten auf eine bewusste und freundliche Art Aufmerksamkeit schenken. Gleichzeitig ist das Gehen hochgradig automatisiert, und wir brauchen etwas Übung, um uns auf die Bewegungen beim Laufen einzulassen. Dabei können wir uns unterstützen, indem wir zunächst die Anzahl an ablenkenden Reizen möglichst gering halten. Starten Sie mit langsamen Schritten, etwa an einem ansprechenden Ort in der Natur oder zu Hause in den eigenen vier Wänden.

Übung • Gehmeditation

Geben Sie sich zunächst einen Moment lang Zeit, ganz in Ihrem Körper anzukommen. Stellen Sie sich hin und spüren Sie Ihre Haltung, Ihre Größe, den Kontakt zum Boden. An welchen Stellen berührt die Fußsohle den Boden?

Wenn Sie möchten, können Sie zunächst ein paarmal mit den Füßen hin- und her wippen, um den Kontakt zum Boden ganz deutlich zu spüren.

Wenn Sie sich dann entschließen loszulaufen, achten Sie darauf, was der Körper tut, um sich für die Bewegung zu mobilisieren. Vielleicht spüren Sie eine Anspannung in den Muskeln, vielleicht sogar einen leichten Ruck. Beginnen Sie dann langsam einen Fuß vom Boden abzuheben und zu gehen. Spüren Sie die Gewichtsverlagerung. Wie fühlt es sich an, nur noch auf einem Bein zu stehen?

Versuchen Sie so gut wie möglich, den wechselnden Empfindungen beim Gehen zu folgen. Wählen Sie ein Tempo, das es Ihnen erlaubt, dem Gehen die bestmögliche Aufmerksamkeit zu schenken. Manche Menschen empfinden es auch als hilfreich, ihre Schritte mit den Bewegungen des Atems zu synchronisieren, etwa indem sie das Auftreten mit dem Ausatmen verbinden.

Denken Sie nach Möglichkeit nicht über das Gehen nach, sondern spüren Sie Ihren Körper. Nehmen Sie wahr, an welchen Stellen er aktiv ist, um Ihnen die Möglichkeit zu geben, vorwärtszukommen. Sehr wahrscheinlich schweifen Ihre Gedanken hin und wieder ab – das ist nicht weiter tragisch. Bringen Sie die Gedanken immer wieder mit Freundlichkeit zu den Empfindungen beim Gehen zurück. Vielleicht können Sie auch ein leises Geräusch wahrnehmen, wenn die Füße den Boden berühren, oder sie spüren die Luft im Gesicht, während Sie sich bewegen. Achten Sie einfach auf alle Sinnesempfindungen, derer Sie gewahr werden können.

Wenn Sie nur eine kleine Strecke zur Verfügung haben, drehen Sie am Ende der Strecke jeweils ganz bewusst um. Spüren Sie das Zusammenspiel der Muskeln bei der Gewichtsverlagerung. Abschließend bleiben Sie noch für einen Moment stehen und spüren nach. Welche Resonanz hat das Gehen in Ihrem Körper hinterlassen?

Wie wird eine Gehmeditation erlebt?

Die Gehmeditation wird sehr unterschiedlich wahrgenommen, wie die folgenden Beispiele zeigen:

Zwangsgedanken treten in den Hintergrund. Wenn Klaus sehr aufgewühlt war und Sorgen oder Zwangsgedanken in seinem Kopf kreisten, praktizierte er häufig für einige Minuten eine Gehmeditation im Wohnzimmer. Seine trüben Gedanken verschwanden dadurch meistens nicht, aber sie verloren an Bedeutung, wenn er deutlich spürte, was den Augenblick darüber hinaus ausmachte: der Boden, der ihn trug, die Aufrichtung seiner Wirbelsäule beim Gehen, und der Atem, der allmählich in Einklang mit seinen Schritten kam, ohne dass er aktiv etwas dazu beisteuern musste.

Umwelt bewusst wahrnehmen. Kerstin hingegen liebte es, ganz langsam durch den Wald zu gehen, die wechselnden Bodenbeschaffenheiten unter ihren Füßen zu spüren, den Lichteinfall der Sonne wahrzunehmen und die Luft mit jedem Schritt tief einzuatmen. Manchmal experimentierte sie damit, schnell zu laufen und achtete auf die Veränderung ihres Atems.

Gehen spricht nicht jeden an. Sonja konnte an der Gehmeditation wenig Gefallen finden. Sie genoss es, still da zu sitzen und lediglich dem Atem Aufmerksamkeit zu schenken. Das langsame Gehen fand sie jedoch eher hinderlich, um zur Ruhe zu kommen. Nach einigen Versuchen widmete sie sich lieber wieder den anderen Achtsamkeitsübungen.

Mini-Gehmeditation für Zwischendurch. Frank fand die Gehmeditation vorwiegend bei der Arbeit hilfreich. Er arbeitete in einem Schuhladen und musste oft für seine Kunden ins Lager eilen, um passende Exemplare herauszusuchen. Wenn er die Tür zum Lager hinter sich geschlossen hatte, verlangsamte er für ein paar Sekunden seine Schritte und merkte, wie Stress und Hektik von ihm abfielen. Er konzentrierte sich auf die Gewichtsverlagerung beim Laufen, nahm den Geruch der Pappkartons wahr – er liebte diesen Geruch, auch wenn seine Mitarbeiter diese Vorliebe nicht unbedingt teilten – und spürte, wie sich sein Atem verlangsamte. Wenn er nach dieser »Mini-Gehmeditation« zu seiner Kundschaft zurückkehrte, fühlte er sich jedes Mal ein wenig erholt. Die Verlangsamung seiner Schritte und die Konzentration auf seinen Atem wirkten wie eine kleine Energiedusche.

Auch die Orte für Gehmeditationen können sehr unterschiedlich sein. Im Folgenden finden sich ein paar Anregungen, die uns Gruppenteilnehmer genannt haben:

- Manchmal entscheide ich mich für Gehmeditation, wenn ich am Bahnhof auf den Zug warte.
- Ich übe Gehmeditation, wenn ich innerlich unruhig bin und den Impuls habe zu hetzen – dabei werde ich ruhiger.
- Ich verbinde das Rasenmähen mit Gehmeditation.
- Ich laufe sooft am Tag die Treppen hoch und runter. Ab und an halte ich nun inne und verbinde das Ganze mit einer kleinen Gehmeditation, das tut mir gut.
- Früher habe ich mich bei schönem Wetter nur in die Sonne gelegt. Jetzt laufe ich manchmal bewusst richtig langsam durch den Botanischen Garten und spüre meinen Körper.
- Ich mag Gehmeditation nur, wenn mir niemand dabei zuschauen kann. Daher mache ich sie am liebsten bei uns zu Hause auf dem Flur und nehme mir dabei viel Zeit.

Wenn wir uns bewusst machen, welches Wunder das Gehen auf der Erde bedeutet, können wir unsere Schritte genießen. Wir können versuchen, das Zusammenspiel der vielen beteiligten Muskeln zu spüren, das ganz von selbst geschieht. Wir können wahrnehmen, wie ein Luftzug an uns vorbeistreift und mit welcher Leichtigkeit und Stille wir uns fortbewegen können. Auch dann, wenn uns schwierige Gedanken auf unserem Weg begegnen, können wir immer wieder zu den Empfindungen des Laufens zurückkehren.

Übung • Einladung zur Atembetrachtung

Nehmen Sie sich einen Moment Zeit. Wenn Sie möchten, schließen Sie die Augen. Wenden Sie die Aufmerksamkeit dem Atem zu und verweilen Sie mit der Aufmerksamkeit für ein paar Atemzüge lang dort, wo Sie ihn am deutlichsten spüren.

Wenn Gedanken an andere Dinge kommen, nehmen Sie einfach zur Kenntnis, dass Sie abgeschweift sind und kehren Sie wieder sanft aber bestimmt zur Betrachtung des Atems zurück.

Öffnen Sie die Augen nach etwa zwei bis drei Minuten wieder und spüren Sie nach.

15 Abschied von Schuld und Perfektion: der freundliche Blick auf uns selbst

Zwangssymptome gehen oftmals mit einer selbstabwertenden Haltung einher. Das geschieht beispielsweise leicht, wenn der Zwang Inhalte wählt, die den eigenen Werten massiv widersprechen. Wir wollen uns in dem abschließenden Kapitel damit befassen, eine freundliche Haltung gegenüber sich selbst zu entwickeln und zu vertiefen. Die ersten beiden Teile konzentrieren sich auf Freundlichkeit und Selbstfürsorge in Zwangssituationen, während im dritten und vierten Teil Übungen vorgestellt werden, die eine selbstfürsorgliche Haltung im Allgemeinen fördern möchten.

15.1 Hilfreiche Sätze finden: Selbstfürsorge in Momenten des Zwangs

Beispiel

David kannte seit seiner Jugendzeit Zwangsbefürchtungen, versehentlich andere Menschen mit Salmonellen zu infizieren. Selbst beim Schlendern durch die Regalreihen im Supermarkt meldete sich der Zwang, indem er Unsicherheit schürte: Konnte David wirklich ausschließen, dass er versehentlich einen beschmutzten Eierschalenkarton berührt hatte und nun salmonellenhaltige Spuren rohen Eies an seiner Hand klebten?

Als er eines Tages beim Betreten des Supermarktes den Atemraum durchführte, bemerkte David eine starke Anspannung im Schulterbereich, Verunsicherung und Unruhe. Stärker als diese körperlichen Empfindungen fielen ihm jedoch seine

Gedanken auf. Die Einwürfe des Zwangs klangen zunächst besorgt: »Könnte da hinten an den Kartons nicht doch Schmutz hängen? Was ist, wenn Du andere Menschen infizierst? Jetzt geh auf Nummer sicher und dann hast Du Deine Ruhe!«

Wenn er sich dafür entschied, einen Bogen um das Regal mit den Eierkartons einzuschlagen, verstummte diese Stimme und er konnte sich erleichtert und gleichzeitig beschämt zur Kasse begeben. Entschloss er sich jedoch dazu, dem Zwang nicht nachzugeben und das Eierregal zu passieren, ging der Zwang zu spitzen Vorwürfen über: »Wie kannst du hier einfach weitergehen? Bist du sicher, dass du nicht verantwortungslos handelst? Die nächsten Tage wirst du keine Ruhe haben – selbst schuld!«

David war etwas erstaunt darüber, wie streng und unerbittlich der Zwang argumentierte. Nicht, dass der Zwang seine Vorwürfe zornig oder aufgebracht zum Ausdruck gebracht hätte: Seine Stimme klang kalt, fast emotionslos und unnahbar. Als David die Worte des Zwangs mit dessen Stimme und Tonfall zum ersten Mal aussprach, empfand er unwillkürlich Mitgefühl mit sich selbst. Ihm wurde deutlich, dass es sicher den wenigsten Menschen gelingen würde, diese eisigen Vorhaltungen mit Leichtigkeit zu ignorieren.

Meiner Erfahrung nach klingt der Zwangsdrache eines jeden Menschen etwas anders. Gemeinsam ist allen Zwängen jedoch, dass sie sich nicht freundlich oder wohlwollend anhören. Manche treten scharf und gebieterisch auf wie unerbittliche Befehlshaber, während andere an zeternde Gnome erinnern oder sich wie heulende Waldgeister anhören.

Wichtig

Wenn wir uns bewusst machen, in welcher Weise der Zwang zu uns spricht, können wir leichter verstehen, warum der Widerstand schwerfällt.

Wenn reine Zwangsgedanken vorliegen, kann die Stimme des Zwangs besonders penetrant erscheinen: In diesem Fall gibt es nicht einmal ein Ritual, das zu boykottieren wäre, um dem Zwang Einhalt zu gebieten. Es stellt eine große Herausforderung dar, permanent mit einer unfreundlichen Ansprache konfrontiert zu werden.

Wie klingt Ihr persönlicher Zwangsdrache?

Vielleicht möchten Sie selbst einmal Stimme und Inhalte Ihres »Zwangsdrachens« näher erkunden, indem Sie in einer Zwangssituation genau auf seine Kommentare achten. Einige mögen unter der Oberfläche liegen und nur bei genauem Hinhören deutlich werden. Andere sind Ihnen vielleicht ganz vertraut, weil sie fast standardmäßig auftauchen:

- Achten Sie darauf, ob sich Stimme und Tonfall des Zwangs ändern, wenn Sie seinen Befehlen nicht nachgeben.
- Protokollieren Sie die Kommentare des Zwangs.
- Experimentieren Sie in einer ungestörten Situation damit, seine Gedanken laut auszusprechen. Versuchen Sie, möglichst die gleiche Wortwahl und den gleichen Tonfall zu verwenden wie der Zwangsdrache.

Wie hört sich die Stimme des Zwangs an? Welche Gefühle löst seine Art der Ansprache in Ihnen aus? Kennen Sie möglicherweise eine Person, die auf diese Weise mit Ihnen spricht oder in der Vergangenheit mit Ihnen gesprochen hat?

Beispiel

Manchmal erinnert der Zwang an die Stimmen früherer Bezugspersonen:

Claudia hatte immer die Stimme des strengen Patenonkels im Ohr, der um eine konsequente Erziehung bemüht war, jedoch viel mehr Kritik und Skepsis als Lob an den Tag legte.

Das Drachentheater. Wie wir in Kapitel 13 gesehen haben, sind die zugrunde liegenden Absichten des Zwangs nicht böse: Sehr häufig stecken nachvollziehbare Bedürfnisse oder Ängste hinter der »Inszenierung« des Zwangs: Der Wunsch nach Sicherheit, das Bedürfnis nach Abgrenzung oder die Angst vor Versagen. Gleichzeitig wird durch die strenge Ansprache des Zwangs das »Bedrohungs- und Gefahrensystem« im Gehirn getriggert. Es ist daher besonders wichtig, sich selbst zur Seite zu stehen. Dazu kann neben dem freundlichen Annehmen schwieriger Emotionen, das wir in Kapitel 12 kennengelernt haben, auch eine fürsorgliche Ansprache an sich selbst hilfreich sein.

Einige Patienten fanden hier Sätze wie:

- Ich darf Restunsicherheit zulassen, das ist völlig in Ordnung.
- Wie alle anderen Menschen, darf auch ich Risiken eingehen.
- Ich entscheide mich, wem ich zuhöre (dem Zwangsdrachen oder meinem gesunden Teil).
- Es fühlt sich schwer an, aber ich bin an meiner Seite!

Einladung zum Sinnesbad

Schauen Sie für einen Moment auf. Was alles geschieht gerade jetzt, in diesem Augenblick? Was können Sie sehen, hören, riechen, fühlen, schmecken?

Heimliche Komplizen. Wichtig ist an dieser Stelle allerdings, keine sogenannten Gegengedanken anzuwenden (also etwa bei Kontrollzwängen mehrfach zu wiederholen *»das Kellerfenster ist zu, das Kellerfenster ist zu, das Kellerfenster ist zu«*). Diese stereotypen Gedanken werden leicht Teil des gesamten Rituals und erweisen sich somit als Komplizen des Zwangs. Auch ist es häufig wenig hilfreich, inhaltliche Argumente aufzulisten, warum das Kellerfenster zu sein dürfte. Viele Betroffene berichten, dass sie sonst leicht mit dem Zwang in ein Streitgespräch kommen. Früher oder später zückt der Zwang die Unsicherheitskarte (*»aber hundert-*

prozentig wissen kannst du es doch nicht…«), und alles Bemühen bleibt umsonst.

Zeigen Sie sich selbst Mitgefühl dafür, dass die Situation nicht einfach ist:

- Würdigen Sie Ihre Entschlossenheit, Unsicherheit auszuhalten!
- Sprechen Sie sich Mut zu, alle Gedanken und Empfindungen zuzulassen!
- Loben Sie sich für den Verzicht auf Zwangsrituale und Vermeidungsverhalten!
- Vielleicht möchten Sie an dieser Stelle eigene hilfreiche Sätze eintragen:

…………………………………………………………………………

…………………………………………………………………………

…………………………………………………………………………

Beispiel

Patricia hatte damit gerechnet, dass der Zwang in schwierigen Situationen nicht besonders liebevoll zu ihr sprach. Erstaunt war sie jedoch darüber, dass sie mit sich selbst kaum anders umging, wenn sie versuchte, dem Zwang zu widerstehen. Bevor sie übte, eine Handlung nicht mehr genau dreimal auszuführen, feuerte sie sich an:

- »Gib dir Mühe, andere machen auch nicht so einen Mist!«
- »Jetzt beiß die Zähne zusammen, wie willst du sonst weiterkommen?«
- »Streng dich an, dann klappt das auch!«

Sie war es gewohnt, sich unter Druck zu setzen, um Ziele zu erreichen. Daher war es ihr lange Zeit ganz selbstverständlich vorgekommen, dass sie bei Expositionsübungen ebenso mit sich selbst umging. Je mehr sie sich durch das Achtsamkeitstraining einer offenen, selbstfürsorglichen Haltung gegenüber aufkommenden Gefühlen und körperlichen Empfindungen näherte, desto weniger sinnvoll erschien Patricia ihre eigene Art, mit sich zu sprechen.

Die inneren Antreiber. In der Psychologie werden so ermahnende, anspornende innere Stimmen oft genannt. Innere Antreiber beziehen ihre Energie aus bewussten oder unbewussten Leitsätzen. Wir haben sie im Laufe unseres Lebens durch wichtige Bezugspersonen, aber auch gesellschaftliche oder kulturelle Einflüsse erworben. Dabei ist in jedem Antreiber auch eine Chance versteckt, das eigene Leben engagiert anzupacken. Wenn die Stimmen der Antreiber jedoch zu mächtig werden, engen sie uns ein.

Übung

Möglicherweise fallen Ihnen eigene Sätze ein, die Sie sich selbst in der Auseinandersetzung mit Zwängen immer wieder sagen. Schreiben Sie einen besonders eindrücklichen Satz einmal auf und sprechen Sie ihn laut aus.

- Spüren Sie nach: welche Gefühle entstehen?
- Was können Sie im Körper empfinden?

Antreibertypen. Der Transaktionsanalytiker Taibi Kahler hat bereits in den Siebziger Jahren fünf wesentliche Antreibertypen definiert, die auch im Umgang mit Zwängen von Bedeutung sind. In der folgenden Tabelle werden die Antreibertypen vorgestellt und ihre mögliche Bedeutung in der Auseinandersetzung mit Zwängen skizziert. Außerdem werden Chancen beschrieben, die sich durch Achtsamkeit eröffnen können.

Tabelle 5 Antreibertypen

Antreiber	mögliche Nahrung für den Zwang	Chancen durch Achtsamkeit
Sei stark!	Ich darf keine Gefühle zeigen! Unangenehme Gedanken muss ich für mich behalten!	Gefühlen Raum geben, Offenheit für Erfahrungen als *wahre Stärke*
Sei perfekt!	Fehler sind verheerend! Ich muss absolut sichergehen, dass alles richtig läuft!	Alle Empfindungen sind ok – es gibt keine Fehler im Erleben!
Mach es allen recht!	Ich muss um jeden Preis vermeiden, andere zu enttäuschen! Ich muss mich anpassen, um zu bestehen!	▶ eigene Bedürfnisse spüren und ernst nehmen ▶ freundlichen Blick auf sich selbst entwickeln
Beeil dich!	Ich muss immer aktiv bleiben! Ich darf nichts verpassen!	▶ Entschleunigung ▶ das Hier und Jetzt auskosten
Streng dich an!	Ich darf nie aufhören zu kämpfen! Nur wenn ich hart arbeite, ist es gut!	vom Tun-Modus (Handlungs- und Leistungsorientierung) in den Sein-Modus (innehalten und wahrnehmen) wechseln können

Vielleicht kommen Ihnen einzelne dieser Antreiber bekannt vor. Die meisten Menschen besitzen mehr als einen inneren Antreiber. Einige sind lauter und treten in vielen Situationen auf, andere stehen mehr im Hintergrund oder melden sich nur unter ganz bestimmten Umständen.

Ähnlich wie im Umgang mit dem Zwangsdrachen geht es jedoch nicht darum, die Antreiber zu verscheuchen oder gar zu vernichten. Vielmehr sollten sie mit der Energie der Achtsamkeit aus ihrem einengenden Dasein befreit werden. Anders ausgedrückt:

Wichtig

Es besteht eine Chance darin, die unterschiedlichen Stärken der Antreiber zu nutzen, um ein erfülltes Leben zu genießen.

Antreiber, die von der Kraft der Achtsamkeit profitiert haben, könnten beispielsweise folgendermaßen ermutigen, sich dem Zwang zu stellen.

- öffne dich für deine Gefühle – das ist wahre Stärke
- trainiere, auch Fehler zuzulassen – das ist eine prima Übung
- behandele dich ebenso wertschätzend wie du andere behandelst
- schenke den Dingen deine Zeit – du darfst schnell oder langsam sein
- Anstrengung lohnt sich – es sich leicht machen auch

Beispiel

Patricias hauptsächliche Antreiber waren »*Sei stark!*« *und* »*Streng dich an!*«. Es bedeutete eine Entlastung für sie, wenn sie ihre innere Anspannung zunächst einmal gelten ließ. »*Ich bin schon in dem Augenblick stark, in dem ich zu meiner Angst stehe!*«, sagte sie sich. Dem Druck, möglichst viel kämpfen zu müssen, versuchte sie mit Offenheit zu begegnen. »*Vielleicht ist es ja gar nicht so schwer. Ich darf es mir so angenehm wie möglich gestalten.*«

Die persönlichen Antreiber identifizieren:

- Welche Antreiber spielen in Ihrer eigenen Auseinandersetzung mit dem Zwang eine Rolle?
- Welche Antreiber kennen Sie auch aus anderen Alltagssituationen?
- Welche Sätze könnten Ihre Antreiber aus einer wohlwollenden, fürsorglichen Haltung heraus sagen?

15.2 Geborgen im Augenblick: mit dem Zwang nicht alleine sein

Wie Patricia machen viele Patienten die Erfahrung, dass die Art und Weise, in der sie dem Zwang begegnen, von großer Bedeutung ist.

Beispiel

Der harte Kampfmodus

Patricia nannte die strenge, ermahnende Haltung den *harten Kampfmodus*. Seine Einstellung drückte sich aus in Befehlen wie »du musst«, »du solltest«, oder »du darfst nicht«.

Wenn sie sich im Kampfmodus befand, drückte sie den Rücken durch und atmete flach und hastig. Manchmal fiel ihr erst auf, dass sie in den Kampfmodus übergegangen war, wenn sie den Atemraum durchführte. Sie war dann erstaunt darüber, wie verspannt sich ihr Körper anfühlte, ohne dass es ihr zuvor aufgefallen war. Wenn sie in diesen Momenten versuchte, gegen den Zwang anzugehen, konnte sie ihre Wiederholungsrituale zwar häufig unterdrücken, doch es fühlte sich angestrengt und unfreiwillig an.

Der weiche, erlaubende Modus

Die selbstfürsorgliche, offene Haltung nannte Patricia den *weichen, erlaubenden Modus*. Er sprach zu ihr eher in Worten wie, »du darfst«, »möchtest du…?« oder »es ist in Ordnung, wenn …«.

Gelangte sie in diesen Modus, fühlte sie eine Leichtigkeit und Lebendigkeit im Körper und spürte wie sich ihre Bauchdecke beim Atmen langsam hob und senkte. Im erlaubenden Modus fiel es ihr auch nicht leicht, dem Zwang zu widerstehen. Gleichzeitig aber fühlte sie sich sicherer und nahm wahr, dass sie Boden unter ihren Füßen gewann, auch wenn die innere Anspannung deutlich spürbar war.

Oft können wir uns den Übergang in einen weichen, erlaubenden Modus erleichtern, indem wir die Atmung etwas verlangsamen und uns bewusst erlauben, lange auszuatmen. Damit signalisieren wir unserem Körper, dass keine Gefahr droht und wir entspannen dürfen. Vielleicht gibt es auch eine bestimmte Körperhaltung, die Sie mit dem weichen, erlaubenden Modus verbinden, wie z. B. einen aufrechten Stand, ein Loslassen der Muskeln im Schulterbereich oder ein leichtes Lächeln. Indem Sie Ihre persönliche Körperhaltung für den weichen, erlaubenden Modus einnehmen, können Sie ihn einladen, sich auszubreiten.

Besinnen Sie sich auf Ihren Inneren Kern. Viele der vorgestellten Übungen möchten dazu ermutigen, sich im Alltag mit dem »Inneren Kern« zu verbinden, der unberührt von allen Zweifeln, Ängsten und Sorgen bleibt. In Zwangssituationen kann der Zugang zu diesem unberührbaren inneren Raum schwer zu entdecken sein, weil unangenehme Gedanken und Gefühle im Vordergrund stehen.

Wichtig

Der erste Schritt zur Erleichterung kann auch hier die bewusste Wahrnehmung der schwierigen Gedanken und Gefühle sein: Je mehr ich meine Ereignisse im Kopf als »Objekte« begreife, desto mehr beginne ich, den Raum um sie herum zu spüren.

Viele Menschen berichten, dass nicht das Verblassen der Zwangsgedanken erste Entlastung gebracht hat, sondern die

Wahrnehmung dieses Raumes: Wenn ich für meine Zwangsgedanken beispielsweise das Bild von Gewitterwolken wähle, kann ich mir gewahr werden, dass der Himmel darüber trotzdem blau und unendlich weit bleibt. Ähnlich können sich Zwangsgedanken anfühlen wie peitschende Meereswellen bei stürmischer See. Ganz in der Tiefe ist das Meer jedoch ruhig und unberührt.

Die Beschäftigung mit dem eigenen inneren Raum kann etwas Magisches an sich haben: Je mehr freundliche Aufmerksamkeit ich ihm schenke, desto deutlicher kann ich ihn spüren, und desto mehr scheint er sich zu weiten.

Übung • Einladung zur Atembetrachtung

Nehmen Sie sich einen Moment Zeit. Wenn Sie möchten, schließen Sie die Augen. Wenden Sie die Aufmerksamkeit dem Atem zu und verweilen Sie mit der Aufmerksamkeit für ein paar Atemzüge lang dort, wo Sie ihn am deutlichsten spüren.

Wenn Gedanken an andere Dinge kommen, nehmen Sie einfach zur Kenntnis, dass Sie abgeschweift sind und kehren Sie wieder sanft aber bestimmt zur Betrachtung des Atems zurück.

Öffnen Sie die Augen nach etwa zwei bis drei Minuten wieder und spüren Sie nach.

Selbstmitgefühl als wichtige Ressource. Vielen Menschen fällt es schwer, den unzerstörbaren inneren Raum in emotional belastenden Situationen zu spüren. Gerade in solchen Momenten ist es jedoch so wesentlich, sich selbst ins Herz schließen zu können und Mitgefühl mit der eigenen Schwierigkeit zu entwickeln.

Selbstmitgefühl kann uns in solchen Situationen Kraft und Sicherheit spenden. Es ist nicht mit selbstmitleidigem Klagen oder sentimentaler Nachgiebigkeit zu verwechseln, sondern drückt innere Stärke und Loyalität mit sich selbst aus: *Ich weiß, dass diese Situation nicht leicht ist, aber ich bin an Deiner Seite – ganz egal, was Du empfindest!*

Viele Menschen spricht das Bild einer liebevollen Mutter oder eines liebevollen Vaters an. Das Elternteil erkennt die innere Not des Kindes, nimmt es an wie es ist und vermittelt Zuversicht. Für andere Menschen wecken eher andere Dinge die Assoziation von Geborgenheit und Mitgefühl: eine gute Freundin, ein besonderes Haustier, eine bestimmte Bezugsperson von früher, eine historische oder religiöse Gestalt wie etwa Jesus, oder eine Figur aus einem Märchen mit herausragenden Eigenschaften.

Manche Menschen machen sogar die Erfahrung, dass sich der Zwangsdrache im Laufe der Dämonenübung in einen hilfreichen Begleiter verwandelt, der sie für die künftige Auseinandersetzung mit den Zwangssymptomen unterstützt.

Einen guten Freund zur Seite stellen. In Kapitel 9 hatten wir bereits Möglichkeiten kennengelernt, sich die positiven Worte eines liebevollen Begleiters als ein Gegengewicht zu kritischen inneren Stimmen vorzustellen, die übermäßigen Leistungsdruck verbreiten und die Lebensqualität einengen.

Die freundliche Zuwendung eines mitfühlenden Begleiters ist jedoch ebenso in Zwangssituationen denkbar.

Übung

Manchmal braucht es vor einer schwierigen Situation nur wenige Minuten. Fragen Sie sich:

- Was belastet mich?
- Was könnte der liebevolle Begleiter sagen oder tun?
- Wenn Sie mögen, können Sie einen möglichen Dialog auch aufschreiben.

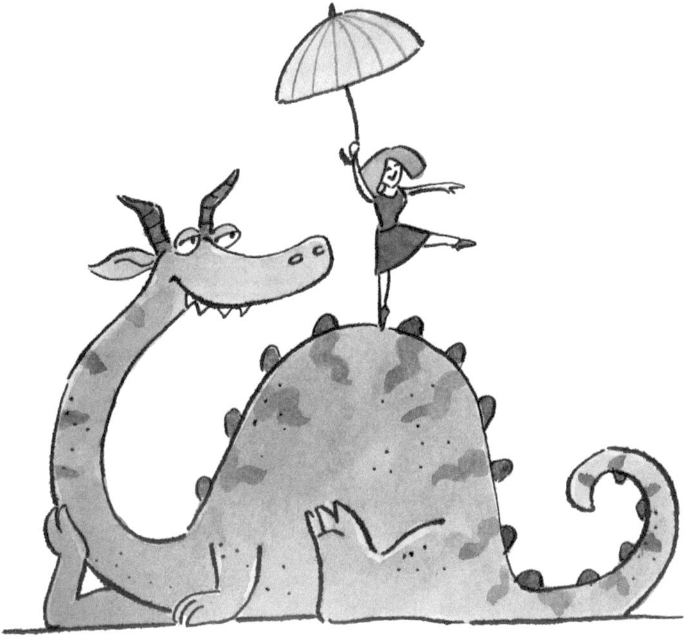

Abbildung 11 Mein Freund der Drache

Eine meiner Patientinnen wählte sich Momo, die Hauptfigur aus dem gleichnamigen Märchen von Michael Ende, als fürsorgliche Begleiterin. Dabei ist es nicht wichtig, dass die Begleitfigur genau so redet und sich verhält, wie es ihrer Rolle in der betreffenden Geschichte oder – bei realen Figuren – im Alltag entspricht. Statten Sie die Figur mit dem größtmöglichen Maß an Mitgefühl aus und lassen Sie sie so auftreten, wie es Ihnen bestmöglich hilft. Schenken Sie dem liebevollen Begleiter diejenigen Eigenschaften, die Sie im Innersten brauchen. Beispielsweise könnte der Dialog bei meiner Patientin so oder ähnlich stattgefunden haben:

Tabelle 6 Beispieldialog

Dialog mit einem liebevollen Begleiter	
Patientin:	Ok, ich werde jetzt ins Bad gehen, die Toilette benutzen, mich umziehen, die Zähne putzen und danach nicht kontrollieren, ob ich aus Versehen Urinflecken auf dem Boden oder den Armaturen verteilt habe. Aber ich habe eine verdammte Angst!
Momo:	Das verstehe ich, dass du Angst hast. Es ist ja auch ein großer Schritt für dich. Zuvor hast du alles immer minutenlang kontrolliert.
Patientin:	Aber es ist so bescheuert. Ich weiß doch, wie unwahrscheinlich es ist, dass ich Urinflecken verteile. Und es passiert nicht einmal etwas Schlimmes, wenn irgendwo ein kleiner Fleck entsteht! Niemand aus der Familie beißt mir den Kopf ab! Ich hasse mich dafür, dass ich mich so vor mir selbst ekele!
Momo:	Das fühlt sich bestimmt alles ziemlich mies an. Angst, Selbstekel und jetzt auch noch Selbsthass!
Patientin:	Ja. Wenn ich ehrlich bin, würde ich jetzt am liebsten wieder umdrehen!
Momo:	Ich mag dich sehr gerne. Ich habe außerdem große Achtung davor, dass du auf deine Kontrollen verzichten willst, obwohl es dir so schwerfällt. Kann ich dich irgendwie unterstützen?
Patientin:	Versprich, dass du bei mir bleibst.
Momo:	Versprochen. Von mir aus kannst du jahrelang vor der Badezimmertür stehen bleiben. Von mir aus kannst du auch stundenlang kontrollieren und jeden Winkel nach Urinflecken absuchen. Von mir aus kannst du sogar überall Urin verteilen. Ich bleibe bei dir.
Patientin:	Das erleichtert mich etwas. Aber all das ist mir so peinlich. Und ich habe irgendwie Angst, dass du dich auch vor mir ekelst.

Tabelle 6 (Fortsetzung)

Momo:	[*nimmt Patientin in den Arm*] Ich ekele mich nicht vor dir. Und ich bin glücklich, wenn es dir gut geht.
Patientin:	Gut. Dann düse ich jetzt ins Bad!
Momo:	Gib dir vielleicht Zeit, einen Moment deinen Atem zu spüren, den Boden unter den Füßen wahrnehmen. Möchtest du es wirklich tun?
Patientin:	[*atmet tief durch*] Ja. Ich gehe da jetzt rein, ziehe mich um, benutze die Toilette und putze die Zähne. Und dann drehe ich mich um und gehe hinaus, ohne Boden und Armaturen zu kontrollieren.
Momo:	Wollen wir noch auf etwas achten? Könnte sich der Zwang eine Hintertür suchen?
Patientin:	Ich will darauf achtgeben, dass ich nicht zwischendurch schon verstohlen kontrolliere.
Momo:	[*lächelt aufmunternd*] Gut. Ich bin dabei!

Wertvolle Wesenszüge Ihres Begleiters. Vielleicht ist Ihnen beim Lesen aufgefallen, dass es der Patientin wichtig war, ihre Figur durch bedingungslose Anteilnahme und Gelassenheit zu charakterisieren. Wenn wir mit viel äußerem Druck groß geworden sind, häufig zurückgewiesen, verspottet oder gar missbraucht wurden, ist es ganz wesentlich, dass der liebevolle Begleiter uns vermittelt, mit unserer ganzen Person wichtig und liebenswert zu sein. Wir müssen nichts leisten oder Teile unseres Selbst vor ihm verstecken. Vielleicht sind Ihnen aufgrund Ihrer eigenen Lebensgeschichte jedoch auch andere Wesenszüge Ihres liebevollen Begleiters wichtig.

Manche Patienten notieren sich mögliche Dialoge wie diesen hier und bemerken erst in der darauffolgenden Therapiestunde, dass sich in den aufmunternden Sätzen des Begleiters noch Ermahnungen, Zurechtweisungen oder Unterstellungen befinden.

Freundlich mit sich selbst sein. Tatsächlich sprechen wir oft so streng und kühl mit uns selbst wie mit keinem anderen Menschen der Welt. Da ich oft erst spät nach Mitternacht ins Bett gehe und das am nächsten Morgen bereue, habe ich mir einmal mit dem Handy einen Erinnerungsruf aufgenommen. Damit wollte ich mich um 23 Uhr mithilfe meiner eigenen Stimme höflich und bestimmt daran erinnern, allmählich ans Schlafengehen zu denken. Als ich meine – vermeintlich freundliche – Selbstaufforderung zum ersten Mal anhörte, war ich erstaunt darüber, wie streng und unnachgiebig sie sich anhörte. Kein Wunder, dass ich bislang diese Stimme im Inneren trotzig ignoriert hatte!

Übung • Einladung zum Sinnesbad

Schauen Sie für einen Moment auf. Was alles geschieht gerade jetzt, in diesem Augenblick? Was können Sie sehen, hören, riechen, fühlen, schmecken?

Geben Sie sich Zeit, diejenigen Formulierungen zu finden, die tatsächlich ein stimmiges, vielleicht sogar befreiendes Gefühl vermitteln. Achten Sie auch darauf, wie Ihr Körper auf Ihre Formulierungen reagiert.

Ganz gleich, welche Persönlichkeit Sie Ihrem persönlichen Begleiter geben möchten, es ist in jedem von großer Bedeutung, dass die liebevolle Begleitfigur eine achtsame Grundhaltung einnimmt.

Der liebevolle Begleiter

- lenkt die Aufmerksamkeit wohlwollend immer wieder auf das aktuelle Erleben und ermutigt Sie, im Hier und Jetzt zu sein.
- begegnet allen Ihren Gedanken und Empfindungen mit Offenheit, Wertschätzung und Interesse, ohne sie zu verurteilen oder auf Veränderung zu drängen.
- wird nicht in Ihre Gefühle verstrickt oder von ihnen überwältigt, sondern nimmt sie vertrauensvoll wahr.
- lässt Ihnen die Zeit, die Sie brauchen, um sich den Herausforderungen zu stellen.

15.3 Innere Kraft durch Selbstmitgefühl

Ein freundlicher, mitfühlender Umgang mit sich selbst ist nicht nur in Zwangssituationen von großem Wert. Ganz gleich, ob wir etwas Wichtiges vergessen haben, in den falschen Zug gestiegen sind, jemanden verletzt haben, selbst verletzt wurden oder uns eine schwierige Situation bevorsteht:

Wichtig

Unabhängig von eigenem Verschulden oder Versagen ist es von großer Bedeutung, dass wir »zu uns halten«, und uns Verständnis für unsere Gefühle entgegenbringen.

Fürsorge spendet Kraft. Vor einiger Zeit saß ich mit meinem fünfjährigen Sohn am Esstisch, während er munter über Unternehmungen mit seinen Freunden plauderte. Plötzlich durchfuhr mich das Gefühl, dass etwas nicht stimmte. Ganz langsam sickerte in mir eine Erkenntnis durch, während ich noch Widerstand spürte, es tatsächlich einzusehen: Ich hatte den Kindergeburtstag seines Freundes vergessen. In einer halben Stunde würden alle Kinder abgeholt werden, und die tagelang ersehnte Kinderparty ging ohne meinen Sohn zu Ende. Ich beichtete ihm die Lage und hielt ihn eine Weile im Arm, während er vor sich hin schluchzte. In diesem Augenblick half nichts, weder mein Vorschlag, den Freund zu einer kleinen Nachholparty einzuladen, noch meine selbstbeschwichtigende Hochrechnung darüber, wie viele Geburtstagspartys im Leben meiner Kinder ich nicht vergessen hatte: Dieser eine Geburtstag dieses einen Freundes war durch mein Versäumnis unwiederbringlich verloren. Nachdem sich mein Sohn wieder beruhigt hatte, war ich zunächst einige Minuten mit nagenden Selbstvorwürfen beschäftigt und tigerte unruhig durch die Zimmer. Es dauerte eine Weile, bis ich mir klar machte, dass ich auch Unterstützung brauchte. »Ich habe einen Fehler gemacht und Fehler passieren«, sagte ich mir, und setzte mich hin. Dann versuchte ich mir selbst Mitgefühl und Verständnis entgegen zu bringen. Allmählich breitete sich ein Gefühl von Wärme aus. Es fühlte sich immer noch etwas traurig an. Doch der Selbstgroll und die Anspannung lösten sich auf. Ich konnte wieder freier atmen und auch besser auf meinen Sohn eingehen.

Wichtig

Selbstfürsorglicher Umgang entbindet uns nicht von unserer Verantwortung, sondern schenkt im Gegenteil Kraft und Stärke, die notwendigen Schritte zu gehen, einen Schaden wieder gut zu machen oder um Verzeihung zu bitten.

Vergegenwärtigen wir uns, dass wir an unserem Denken und Fühlen keine Schuld tragen. Wir haben schließlich kein Warenhaus im Kopf, in dem wir unsere Gedanken und Gefühle frei zusammenstellen können. Doch leider ist es nicht immer einfach, nach ungünstigem Verhalten nicht in Selbstvorwürfe zu verfallen. Dabei brauchen wir unsere Unterstützung in diesen Augenblicken besonders.

Menschliches Fehlverhalten ist eine Reaktion. Der buddhistische Lehrer Jack Kornfield hat in seinen Werken immer wieder betont, dass menschliches Fehlverhalten letztlich aus Schmerz, Angst oder Unwissenheit erwächst. Wir können es als eine Reaktion auf Bedrohung oder Verletzung sehen, die manchmal sehr weit in die Vergangenheit zurückreicht. Manchen Menschen hilft dieser Gedanke dabei, mit sich selbst nicht zu hart ins Gericht zu gehen. Auch wenn wir uns bei Gefühlen ertappen, die wir lieber nicht hätten, sei es nun Angst, Wut, Neid, Missgunst oder Ärger: In uns gibt es nach dieser Vorstellung den inneren, reinen Kern, dessen Leuchtkraft nichts zerstören kann. Wir verdecken uns nur allzu leicht den Blick darauf, wenn wir mit all den Schalen beschäftigt sind, die wir aus Unachtsamkeit, Verletzungen oder Bedürfnis nach Schutz um ihn herum aufgebaut haben.

In den letzten Jahren hat die Schulung von Selbstmitgefühl immer mehr Anhänger gefunden, sodass inzwischen auch achtwöchige Kurse zu achtsamem Selbstmitgefühl (MSC, *Mindful Self-Compassion*, bzw. MBCL, *Mindfulness-Based Compassionate Living*) angeboten werden. Tatsächlich erwächst aus einer achtsamen Grundhaltung Mitgefühl gegenüber sich selbst und anderen. Gerade für Menschen, die stark zu Selbstvorwürfen neigen und mit sich hadern, kann es allerdings hilfreich sein, die Entwicklung von Mitgefühl auch direkt durch konkrete Übungen zu stärken.

Innere Vorstellungsbilder. Die folgende Übung wird in ähnlicher Form von den Psychologen Chris Germer und Paul Gilbert sowie der Psychologin Kristin Neff empfohlen, die sich intensiv mit der Schulung von Selbstmitgefühl befassen.

Sie spricht insbesondere Menschen an, die Freude an inneren Vorstellungsbildern haben. Ähnlich wie bei den Achtsamkeitsübungen oder der Aufgabe zur Zwangsdrachenfütterung bietet es sich an, den Text auf das Handy zu sprechen oder von einer vertrauten Person langsam vorlesen zu lassen. Es ist wichtig, beim Anleiten genügend Pausen zu lassen, damit Sie genügend Zeit haben, Ihre Vorstellungskraft zu entfalten.

Übung • Begegnung mit dem mitfühlenden Wesen

Nehmen Sie eine angenehme Haltung ein, die es Ihnen erlaubt, bequem und gleichzeitig würdevoll da zu sitzen. Schließen Sie sanft die Augen und schenken Sie sich einen Moment lang Anerkennung dafür, dass Sie sich Zeit für diese Übung nehmen – genau jetzt, in diesem Augenblick.

Spüren Sie den Körper als Ganzes und nehmen Sie den Kontakt zum Boden oder Sessel wahr. Erlauben Sie sich, mit jedem Atemzug mehr im gegenwärtigen Augenblick einzutauchen. Nehmen Sie wahr, wie der Atem Ihren Körper sanft wiegt, und lassen Sie Ihre Aufmerksamkeit für eine Weile auf dem Atem ruhen.

Vielleicht können Sie das ruhige und regelmäßige Schlagen ihres Herzens spüren, vielleicht auch nicht. Erlauben Sie all Ihren Muskeln, die den ganzen Tag ihre Arbeit tun, loszulassen und auszuruhen. Wenn Sie Verspannungen wahrnehmen, können Sie zu dieser Stelle hin atmen und den Muskeln erlauben, mit dem Fluss des Atems weich zu werden.

Während der Körper nun mehr und mehr zur Ruhe gelangt, stellen Sie sich vor, wie sich der Zugang zu Ihrem weisen, mitfühlenden und liebevollen Wesen öffnet, das schon immer in Ihrem Inneren ruht. Stellen Sie sich vor, wie dieses Wesen in Ihnen wächst und sich entfaltet. Seien Sie dieses liebevolle, weise Wesen. Vielleicht ist es dabei auch hilfreich, einen liebevollen Gesichtsausdruck – etwa ein leichtes Lächeln – entstehen zu lassen. Lassen Sie Ihren Körper ganz warm und weich werden. Vielleicht möchten sie sich auch ein Licht vorstellen, das sich im Inneren Ihres Körpers ausbreitet. Bleiben Sie einfach bei Ihren Empfindungen, ganz gleich was Sie wahrnehmen.

Wenn Sie mögen, können Sie sich nun vorstellen, wie das mitfühlende Wesen Ihren angstvollen oder angespannten Teil, der sich dem Zwang ausgeliefert fühlt, liebevoll umarmt oder ihm tröstend und ermutigend zur Seite steht. Stellen Sie sich vor, dass es diesen Teil voll und ganz annimmt und tief versteht. Das weise Wesen hat alles, was der angespannte Teil braucht, in unbegrenzter Fülle zu verschenken.

Verweilen Sie so lange bei der inneren Umarmung oder freundlichen Zuwendung, wie es Ihnen angenehm erscheint. Vielleicht möchten Sie sich vorstellen, dass die Qualitäten der Weisheit und des Mitgefühls tief in Sie hineinsinken. Spüren Sie noch für einen Moment den körperlichen Empfindungen nach. Vielleicht möchten Sie Ihren Atem noch ein paar Züge lang mit der Aufmerksamkeit begleiten, ehe Sie wieder langsam die Augen öffnen und mit allen Sinnen in den Raum zurückkehren.

Lukas mochte die Übung mit dem liebevollen inneren Wesen. Wenn er hingegen versuchte, einen liebevollen Begleiter zu finden, blieb dieser immer etwas blass – keine Figur mochte so recht passen. Außerdem erwies sich der Begleiter als etwas wortkarg. Während andere spannende Dialoge mit ihrem Begleiter notierten, fielen seinem eigenen Begleiter nicht so recht die passenden Worte ein. Bei der Imaginationsübung zum inneren Wesen spürte er indessen eine Wärme und Gelassenheit, die ihn froh machte. Das Wesen zeigte sich eher als eine Art gestaltloses Licht. Aber es machte ihm deutlich, dass es in ihm noch etwas anderes gab als seinen Ekel und seine Kontaminationsängste.

15.4 Sich dem Herzen zuwenden: Metta-Meditation

Wenn wir einmal die Erfahrung gemacht haben, dass wir im Inneren eine Quelle von Freude und liebevoller Zuwendung besitzen, kann uns das helfen, schwierigen Gedanken und Gefühlen mit mehr Gelassenheit zu begegnen. Gleichzeitig fällt es im Alltag oft nicht leicht, sich mit dieser inneren Qualität zu verbinden.

Die Metta-Meditation. Sie ist eine jahrtausende alte buddhistische Meditation zur Entfaltung dieser wohlwollenden, liebevollen Haltung. Das Wort *Metta* entstammt dem mittelindischen Pali und meint übersetzt liebevolle Zuwendung, Herzenswärme oder Freundlichkeit. Liebevolle Zuwendung ist neben Mitfreude, Mitgefühl und Gleichmut eine der vier *unermesslichen* Geisteshaltungen, die im Buddhismus beschrieben werden.

Gute Wünsche versenden. Ausgangspunkt der Metta-Meditation ist die Einsicht, dass alle Wesen auf dieser Erde den Wunsch nach Glück, Zufriedenheit und Geborgenheit haben. Indem wir uns anderen und uns selbst diese Dinge wünschen, können wir unsere Herzenskraft für einen gütigen, freundlichen Umgang mit allen Lebewesen entfalten. Dabei hat es sich bewährt, Metta-Meditation zunächst in der Weise zu üben, dass man sich selbst gute Wünsche sendet. Anschließend kann man dazu übergehen, die wohlwollenden Wünsche innerlich an eine nahestehende, geliebte Person, später an weniger bekannte Menschen und schließlich auch an Menschen zu richten, zu denen ein schwieriges Verhältnis besteht.

Übung • Metta-Meditation

Suchen Sie sich für die Durchführung einen Ort, an dem Sie ungestört sind, und nehmen Sie sich mindestens 20 Minuten Zeit. Schenken Sie sich Zeit, Körper und Geist etwas zur Ruhe kommen zu lassen. Wenn Sie möchten, können Sie sich auf die Herzregion konzentrieren; vielleicht möchten Sie auch eine Hand aufs Herz legen.

Anschließend können Sie durch das stille Wiederholen bestimmter Sätze den Wunsch nach Geborgenheit, Sicherheit, Glück und Leichtigkeit zum Ausdruck bringen. Sie bekräftigen damit Ihre gute Absicht, sich selbst und anderen fühlenden Wesen in wohlwollender, freundschaftlicher Weise zu begegnen. Klassische Sätze der Metta-Meditation sind etwa:

- Möge ich mich sicher und geborgen fühlen.
- Möge ich glücklich sein.
- Möge ich gesund sein.
- Möge ich mit Leichtigkeit leben.

Vielleicht möchten Sie zunächst auch nur ein oder zwei dieser Sätze mehrmals wiederholen. Wenn Sie in Gedanken abschweifen, kehren Sie einfach wieder zu den Sätzen zurück. Bevor Sie die Übung beenden, lassen Sie die Aufmerksamkeit noch eine Weile auf dem Atem ruhen.

Manche Menschen empfinden das Wort *möge* in den Metta-Sätzen zunächst ein wenig salbungsvoll und sperrig – auch mir ging es anfangs so. Wie die Meditationslehrerin Marie Mannschatz überzeugend angemerkt hat, schenkt diese Formulierung jedoch ein größtmögliches Maß an Offenheit und Freiraum in der Beziehung zwischen dem Wünschenden und der Person, die den Wunsch empfängt.

Die Metta-Übung braucht Zeit. Erwarten Sie nicht, dass sich durch das Wiederholen der Sätze sofort ein Gefühl von Liebe, Sicherheit und Leichtigkeit einstellt. Viel bedeutsamer als das liebevolle Empfinden ist die Entscheidung selbst, sich diese wohlwollende Haltung entgegenzubringen. Wenn Sie mögen, stellen Sie sich vor, dass die Sätze tief in Sie hineinsinken. Spüren Sie Ihrer Bedeutung nach, ohne sich allzu sehr anzustrengen. Sie müssen nichts aktiv erreichen.

Metta-Meditation kann das Herz öffnen wie eine berührende Musik und das Gefühl geben, in Geborgenheit und Zuversicht zu baden. Über einige Wochen regelmäßig geübt, mag sich ein liebevolles Grundgefühl entwickeln, das sich wie ein inneres Zuhause anfühlt. Nicht wenige Menschen spüren anfangs jedoch auch gegensätzliche Emotionen:

- Sie fühlen sich beispielsweise ärgerlich, weil sie die Übung künstlich empfinden,
- empfinden Angst, ob vielleicht das Gegenteil von dem eintritt, was sie sich wünschen,
- sind enttäuscht, weil die Übung zunächst gar keine Wirkung zeigt oder
- spüren plötzlich eine starke Traurigkeit, da sie noch nie in dieser Weise zu sich selbst gesprochen haben.

Andere wiederum werden von unangenehmen Bildern überrascht, die sie irritieren. All dies ist kein Grund, beunruhigt zu sein. Diese Phänomene bedeuten nicht, dass etwas schiefläuft. Versuchen Sie so gut es Ihnen möglich ist, all diese aufkommenden Erfahrungen mit der Haltung liebevoller Offenheit anzunehmen.

Wichtig

Wenn die Metta-Meditation schwierige Emotionen an die Oberfläche bringt, bedeutet das immer auch eine Chance, Akzeptanz und Heilung zu fördern.

Wenn es Ihnen schwerfällt, sich selbst liebevolle Wertschätzung entgegen zu bringen, machen Sie sich bewusst, dass Sie als fühlendes Lebewesen ebenso wie alle anderen Lebewesen das Recht auf Glück und Freiheit von Leid haben.

Eigene Sätze finden
Möglicherweise fallen Ihnen mit der Zeit noch weitere Sätze ein, die Sie als hilfreich empfinden, beispielsweise:

- Möge ich mich akzeptieren wie ich bin.
- Möge ich Frieden mit meinen Gedanken schließen.
- Möge ich ins Leben vertrauen.

15.5 Sich auf den Weg machen

In dem Bilderbuch »Freunde« von Helme Heine erleben ein Hahn, ein Schwein und eine Maus allerlei aufregende Sachen. Auf ihrem Ausflug helfen sie sich gegenseitig, alle großen und kleinen Herausforderungen zu meistern. An einer Stelle heißt es: »*Kein Weg war ihnen zu steinig, kein Abhang zu steil, keine Kurve zu scharf und keine Pfütze zu tief.*« Beim Vorlesen hat mich die unerschrockene Tatkraft der drei lustigen Figuren immer sehr beeindruckt.

Wichtig

Es kann auch auf dem Weg der Zwangsbewältigung ungemein wertvoll sein, sich möglichst gut ein eigener Freund oder eine eigene Freundin zu sein.

Dies gilt insbesondere dann, wenn die Landschaft stellenweise unwirtlich und herausfordernd wird.

Von Rilke stammt die berühmte Bemerkung aus den »Briefen an einen jungen Dichter«, dass vielleicht alle Drachen unseres Lebens Prinzessinnen seien, die nur darauf warten, uns einmal schön und mutig zu sehen. Einige Zeilen zuvor führt er genauer aus, was es mit diesem Mut auf sich hat: »*Wir haben keinen Grund, gegen diese Welt Misstrauen zu haben, denn sie ist nicht gegen uns. Hat sie Schrecken, so sind es unsere Schrecken. Hat sie Abgründe, so gehören diese Abgründe uns, sind Gefahren da, so müssen wir versuchen sie zu lieben.*«

Für Menschen, die mit aufdringlichen Gedanken und Impulsen leben, ist das nicht leicht.

Wichtig

Doch je mehr wir die Zwangssymptome mit der Kraft der Achtsamkeit umarmen, desto mehr Freiheit kann entstehen.

Die Freiheit, Ereignisse im Kopf anzunehmen und gleichzeitig beherzt auf das zuzugehen, was uns persönlich wichtig ist!

Anhang

FFZ: Fragebogen zu Funktionalitäten von Zwangserkrankungen

Liebe Leser und Leserinnen!

Es ist verständlich und klar, dass Sie Ihren Zwang vor allem als sehr störend empfinden. Alle psychischen Krankheiten haben aber neben den Einschränkungen und Nachteilen auch positive Seiten für die Betroffenen. Dies kennen Sie möglicherweise ebenso wie andere Menschen, die unter Zwängen leiden. Diese positiven Seiten (= Funktionalität) sollen mit dem vorliegenden Fragebogen erfasst werden. Wenn im Folgenden nun von »meinem Zwang« gesprochen wird, sind damit alle ihre Zwänge (Handlungen, Rituale und Gedanken) bzw. Ihre Zwangsstörung im Allgemeinen gemeint. Bitte antworten Sie spontan und ohne viel nachzudenken-wenn Sie sich nicht entscheiden können, kreuzen Sie einfach an, was Ihnen als erstes in den Sinn kam. Es gibt keine falschen oder richtigen Antworten, wichtig ist nur Ihre eigene Einschätzung der Situation.

Wir bitten Sie jetzt, sich ganz in eine Situation hineinzuversetzen, in der Sie gerade Ihr Zwangsritual (Handlungen / Gedanken) ausüben oder ausgeübt haben. Spüren Sie in sich hinein und betrachten Sie Ihre Gedanken und Gefühle. Es geht darum, wie Sie sich in dieser speziellen Situation fühlen, unabhängig von dem, was Ihr »gesunder Menschenverstand« Ihnen sagt.

Sie finden den Fragebogen »FFZ« auch als Online-Material (AB 5) zum Download.

Tabelle 7 Fragebogen FFZ (Autoren: Patricia Kulla, Sandra Schlegel, Anne Katrin Külz, Ulrich Förstner, Petra Warschburger & Ulrich Voderholzer)

FFZ: Fragebogen zu Funktionalitäten von Zwangserkrankungen	**Stimmt gar nicht**				**Stimmt völlig**
1. Mein Zwang hilft mir, mit mir zufrieden zu sein:	1	2	3	4	5
2. Durch meinen Zwang kann ich mich besser von anderen Menschen abgrenzen:	1	2	3	4	5
3. Mein Zwang gibt mir das Gefühl, wertvoll zu sein:	1	2	3	4	5
4. Mein Zwang hilft mir, ausgeglichen zu sein:	1	2	3	4	5
5. Durch meinen Zwang muss ich mich nicht festlegen:	1	2	3	4	5
6. Durch meinen Zwang kann ich vermeiden, dass andere mir zu nahe kommen:	1	2	3	4	5
7. Mein Zwang hilft mir, mit negativen Gefühlen besser umzugehen:	1	2	3	4	5
8. Durch meinen Zwang muss ich keine Verantwortung übernehmen:	1	2	3	4	5
9. Durch meinen Zwang habe ich etwas zu tun:	1	2	3	4	5
10. Mein Zwang hilft mir, mich stark zu fühlen:	1	2	3	4	5
11. Mein Zwang schützt mich davor, schwierige Entscheidungen treffen zu müssen:	1	2	3	4	5
12. Mein Zwang gibt mir das Gefühl, das Richtige zu tun:	1	2	3	4	5
13. Mein Zwang hilft mir, negative Gefühle zu vermeiden:	1	2	3	4	5
14. Mein Zwang hilft mir, meine Ansprüche an mich zu erfüllen:	1	2	3	4	5
15. Mein Zwang hilft mir, leere Zeit zu füllen:	1	2	3	4	5
16. Mein Zwang schützt mich vor Langeweile:	1	2	3	4	5
17. Mein Zwang hilft mir, andere Menschen auf Distanz zu halten:	1	2	3	4	5
18. Durch meinen Zwang kann ich mich Anforderungen entziehen:	1	2	3	4	5
19. Mein Zwang hilft mir, mit Stress besser umzugehen:	1	2	3	4	5
20. Mein Zwang gibt mir eine Aufgabe:	1	2	3	4	5

Zuordnung der Aussagen zu den Skalen und Skalenmittelwerte von 120 stationären Patienten mit Zwangserkrankung
Um zu sehen, welche Funktionalität bei Ihnen am ausgeprägtesten ist, können Sie die Punkte der jeweiligen Aussagen in jeder Kategorie zusammenzählen.

Den Mittelwert (Gesamtanzahl aller Punkte in einer Kategorie geteilt durch die Anzahl der Aussagen) können Sie mit dem Mittelwert anderer Patienten in der Klammer vergleichen.

Zwang als Bestätigung (*Mittelwert = 2.53*)
- Mein Zwang gibt mir das Gefühl, das Richtige zu tun
- Mein Zwang hilft mir, mit mir zufrieden zu sein
- Mein Zwang gibt mir Vertrauen in mich selbst
- Mein Zwang hilft mir, meine Ansprüche an mich zu erfüllen
- Mein Zwang gibt mir das Gefühl, wertvoll zu sein
- Mein Zwang hilft mir, mich stark zu fühlen

Zwang als Beschäftigung (*Mittelwert = 2.54*)
- Durch meinen Zwang habe ich etwas zu tun
- Mein Zwang hilft mir, leere Zeit zu füllen
- Mein Zwang schützt mich vor Langeweile
- Mein Zwang gibt mir eine Aufgabe

Schutz vor Verantwortungsübernahme (*Mittelwert= 2.50*)
- Durch meinen Zwang muss ich keine Verantwortung übernehmen
- Mein Zwang schützt mich davor, schwierige Entscheidungen treffen zu müssen
- Durch meinen Zwang muss ich mich nicht festlegen
- Durch meinen Zwang kann ich mich Anforderungen entziehen

Emotionsregulation (*Mittelwert = 3.02*)
- Mein Zwang hilft mir, negative Gefühle zu vermeiden
- Mein Zwang hilft mir, mit negativen Gefühlen besser umzugehen
- Mein Zwang hilft mir, ausgeglichen zu sein
- Mein Zwang hilft mir, mit Stress besser umzugehen

Interpersonelle Regulation (*Mittelwert = 2.78*)

- Mein Zwang hilft mir, andere Menschen auf Distanz zu halten
- Durch meinen Zwang kann ich vermeiden, dass andere mir zu nahe kommen
- Durch meinen Zwang kann ich mich besser von anderen Menschen abgrenzen

Hinweise zu den Online-Materialien

Die hier im Anhang aufgeführten Online-Materialien finden Sie auf unserer Internetseite (http://www.beltz.de). Sie kommen zu diesen Materialien, indem Sie auf die Seite des Titels gehen, den Link zum Arbeitsmaterial anklicken und folgendes Passwort eingeben:

lXJ9bm$g (Groß- und Kleinschreibung beachten).

Dann können Sie das Material herunterladen. Wenn Sie die Seite schließen, kommen Sie zurück zur Inhaltsübersicht. Da das Arbeitsmaterial nur so lange zur Verfügung steht, wie das Buch lieferbar ist, empfehlen wir Ihnen, es sich auf dem eigenen Rechner zu speichern.

Übersicht zu den Online-Materialien

- »Ansporn zur Achtsamkeitsübung«, AB 1
- »Tagebuch der Zwänge«, AB 2
- »Eigener Zwangsmechanismus«, AB 3
- »Strategien gegen den Zwang«, AB 4
- FFZ: Fragebogen zu Funktionalitäten von Zwangsstörungen, AB 5
- »Mein Anti-Zwangs-Haus«, AB 6
- »Das Werterad«, AB 7
- »Mein Wertegarten«, AB 8

Weiterführendes Informationsmaterial

CDs

Kabat-Zinn, J. & Kesper-Grossman, U. (2004). Die heilende Kraft der Achtsamkeit (Audiobook). Freiburg: Arbor.

Kornfield, J. (2007). Meditation für Anfänger. CD mit 6 geführten Meditationen für Einsicht, innere Klarheit und Mitempfinden (7. Aufl.). München: Goldmann.

Websites zur Achtsamkeit

Informationen zu achtsamkeitsbasierten Verfahren und Listen mit qualifizierten Lehrerinnen und Lehrern für diese Verfahren:
www.arbor-seminare.de
www.institut-fuer-achtsamkeit.de
www.achtsamkeitsinstitut-ruhr.de
www.mbsr-verband.de
www.msc-selbstmitgefuehl.org
https://dgkv.info
(Stand: April 2023)

Informationen über Zwänge

Deutsche Gesellschaft Zwangserkrankungen e. V. :
www.zwaenge.de
Forum für Betroffene zum Austausch über Zwänge
https://www.ocdland.com/
(Stand: April 2023)

Literatur

Alione, T. (2013). Den Dämonen Nahrung geben: Buddhistische Techniken zur Konfliktlösung. Göttingen: Arkana.

Baer, L. (2001). Alles unter Kontrolle. Zwangsgedanken und Zwangshandlungen überwinden. Bern: Huber.

Ecker, W. (2023). Nicht genau richtig. Zum Umgang mit einem quälenden Störgefühl. Tübingen: dgvt.

Ennenbach, M. (2010). Buddhistische Psychotherapie. Ein Leitfaden für heilsame Veränderungen. Oberstdorf: Windpferd Verlag.

Förstner, U., Külz, A. K., Voderholzer, U. (2023). Störungsspezifische Behandlung der Zwangsstörungen – ein Therapiemanual – mit vielen Fallbeispielen. Stuttgart: Kohlhammer.

Germer, C. (2010). Der achtsame Weg zur Selbstliebe. Freiburg: Arbor.

Gilbert, P. (2010). Mitgefühl. Freiburg: Arbor.

Harris, R. (2009). Wer dem Glück hinterher rennt, läuft daran vorbei. München: Kösel.

Heidenreich, T. & Michalak, J. (Hrsg.) (2009). Achtsamkeit und Akzeptanz in der Psychotherapie: ein Handbuch. Tübingen: DGVT.

Hillebrand, T. (2023). Aggressive und sexuelle Zwangsgedanken. Ein Therapieleitfaden. Göttingen: Hogrefe.

Kabat-Zinn, J. (2006). Gesund durch Meditation. Das große Buch der Selbstheilung. Frankfurt a. M.: Fischer Verlag.

Kornfield, J. (2008). Das weise Herz. Die universellen Prinzipien buddhistischer Psychologie. München: Arkana.

Külz, A. K. (2016). Die Kraft liegt im Augenblick. Mit Achtsamkeit Depressionen lindern. Freiburg: Herder.

Külz, A. K. (2020). Zwangsstörungen: 75 Therapiekarten. Weinheim: Beltz.

Külz, A. K. & Rose, N. (2014). Achtsamkeitsbasierte kognitive Therapie (MBCT) für Patienten mit Zwangsstörung – Eine Adaptation des Originalkonzepts. Psychotherapie, Psychosomatik, Medizinische Psychologie, 64, 35-40.

Kulla, P., Schlegl., S., Külz, A. K., Förstner, U. et al. (2015): Funktionalitäten von Zwangsstörungen – Entwicklung und Validierung eines Fragebogens (FFZ). Psychotherapie, Psychosomatik, Medizinische Psychologie, 65, 213-22.

Mannschatz, M. (2010). Lieben und Loslassen. Durch Meditation das Herz öffnen. Zürch: Theseus.

Moritz, S., Hauschildt, M. (2016). Erfolgreich gegen Zwangsstörungen. Metakognitives Training – Denkfallen erkennen und entschärfen (3. Aufl.), Heidelberg: Springer.

Neff, K. (2012). Selbstmitgefühl. Mönchengladbach: Kailash.

O'Connor, K., Ecker, W., Lahoud, M. & Roberts, S. (2012). Der inferenzbasierte Ansatz bei Zwangsstörungen. Verhaltenstherapie, 22, 47–55.

Segal, Z., Williams, M. & Teasdale, J. (2008). Die Achtsamkeitsbasierte Kognitive Therapie der Depression. Tübingen: dgvt.

Thich Nhar Hanh (2008). Das Wunder der Achtsamkeit. Zürich: Theseus.

Voderholzer, U., Rubart, A., Favreau, M., Kathmann, N. et al. (2022). S3-Leitlinie Zwangsstörungen – Langfassung. AWMF online

Wengenroth, M. (2016). Das Leben annehmen. So hilft die Akzeptanz- und Commitmenttherapie (ACT). Mannheim: Huber.

Williams, M., Teasdale, J., Segal, Z. & Kabat-Zinn, J. (2009). Der achtsame Weg durch die Depression. Freiburg: Arbor.

Winston, S. M. & Seif, M. N. (2018). Tyrannen in meinem Kopf: Zwangsgedanken überwinden – ein Selbsthilfeprogramm. Paderborn: Junfermann.

Sachwortverzeichnis

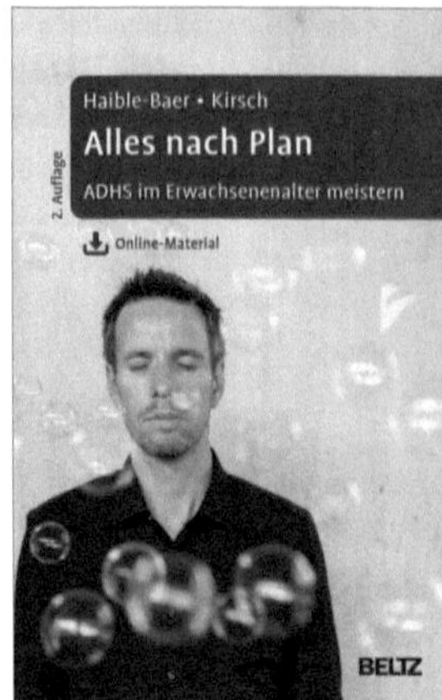

Haible-Baer • Kirsch
Alles nach Plan
ADHS im Erwachsenenalter meistern
2. Auflage
Online-Material
BELTZ